2022年上海市静安区科普项目：
中医小姐姐教你“手”护健康——二十四节气儿童健康科普图书

中医教你“手”护儿童健康

邹嘉艳　王　健　张　蕾◎编著

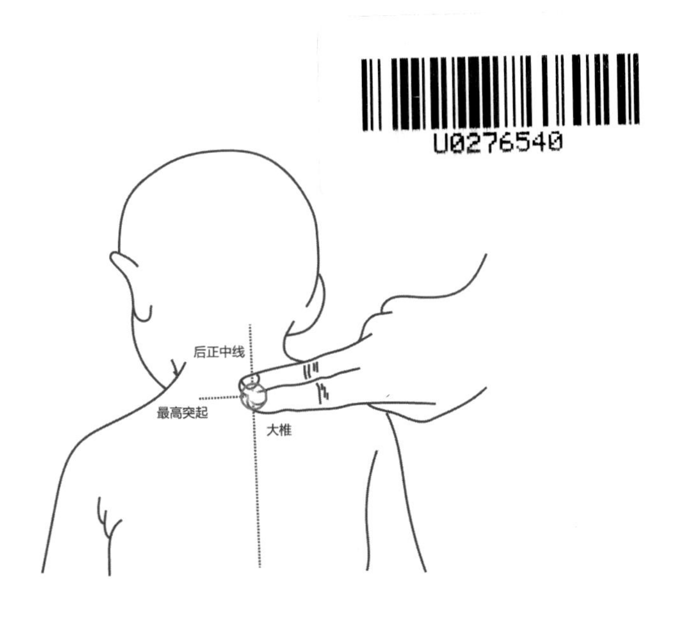

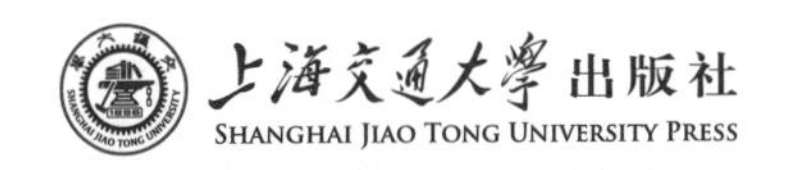

内容提要

本书是作者将多年来的实际工作经验和成果汇编而成的健康科普图书，全书共4章，围绕儿童常见健康问题，顺应时节，以二十四节气和春夏秋冬四个季节为主线，介绍儿童中医健康管理知识。目的是增加家庭及托幼机构儿童养护者、基层儿保工作者的中医保健知识，发挥中医"治未病"优势，传播触手可及的中医适宜技术。

图书在版编目（CIP）数据

中医教你"手"护儿童健康 / 邹嘉艳，王健，张蕾编著.—上海：上海交通大学出版社，2023.4

ISBN 978-7-313-28333-7

Ⅰ.①中… Ⅱ.①邹… ②王… ③张… Ⅲ.①儿童—保健 Ⅳ.①R179

中国国家版本馆CIP数据核字（2023）第035490号

中医教你"手"护儿童健康

ZHONGYI JIAONI "SHOU" HU ERTONG JIANKANG

编　　著：邹嘉艳　王　健　张　蕾

出版发行：上海交通大学出版社

地　　址：上海市番禺路951号

邮政编码：200030

电　　话：021-64071208

印　　制：苏州市越洋印刷有限公司

经　　销：全国新华书店

开　　本：880mm × 1230mm　1/32

印　　张：4.75

字　　数：98千字

版　　次：2023年4月第1版

印　　次：2023年4月第1次印刷

书　　号：ISBN 978-7-313-28333-7

音像书号：ISBN 978-7-88941-547-3

定　　价：68.00元

前言

孩子在成长过程中，机体自身各项功能（免疫力、生长力、智力发育、营养吸收等）难免会受到相应的损害。这时就可以通过推拿刺激孩子身上的穴位，激发孩子自身的免疫功能，有效预防及祛除疾病。

小儿推拿建立在祖国医学整体观念的基础上，以阴阳五行、脏腑经络等学说为理论指导，运用各种手法刺激穴位，使经络通畅、气血流通，以达到调整脏腑功能、治病保健的目的，是一种自然疗法。

二十四节气在我国已有数千年的历史。它起源于黄河流域，远在夏商时期，就有了春分、秋分、夏至和冬至4个节气。之后不断地完善和改进，直至秦汉年间，历时三四千年，形成了我们今天所看到的二十四节气。几千年来，二十四节气一直科学地指导着我国人民的农业生产、日常起居。

人体疾病的发生发展与自然界周期性的节气变化有着密切的关系。比如夏天天气比较热，我们容易中暑；冬天天气太冷，我们会得风寒感冒。《黄帝内经》曰："人以天地之气生，四时之法成。”说明人体要靠天地之气提供的物质条件来生存，同时还要顺应四季的变化，才能健康地成长，也就是中医“天人合一”的理念。如果我们遵守自然规律的变化，根据春夏秋冬及二十四节气的气候变化，来调整我们的起居作息、饮食以及运动的方式，就能达到减少疾病、增强体质的目的。

本书将小儿推拿与二十四节气结合，针对各个节气给出相应的养护手法和膳食指导，简单易学。让孩子从此增强体质，远离疾病。

目录

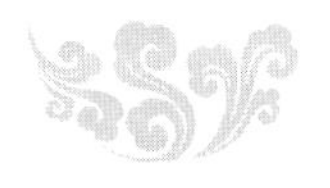

第一章

小儿推拿基本知识

第一节　小儿的生理病理特点

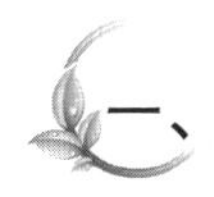

一、生理特点

1. 脏腑娇嫩，形气未充

脏腑，指五脏六腑。形，指形体结构、四肢百骸、精血津液等。气，可指各种生理功能，如肺气、脾气等。概括地说明小儿处于生长发育时期，其机体脏腑的形态未成熟，各种生理功能未健全。脏腑柔弱，对病邪侵袭、药物攻伐的抵抗和耐受能力都较低。

2. 生机蓬勃，发育迅速

小儿的机体，无论是在形态结构、体格，还是在智力以及脏腑功能方面，都在不断地向完善、成熟方向发展。如小儿的身长、胸围、头围随着年龄的增加而增长，小儿的思维、语言、动作能力随着年龄的增加而迅速地提高。小儿的年龄越小，这种蓬勃的生机就越明显。

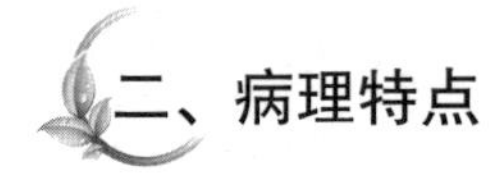

二、病理特点

1. 容易发病，传变迅速

由于小儿脏腑娇嫩，形气未充，二气均属不足，机体的物质和功能均未发育完善，故可用“稚阴稚阳”概括小儿的生理特点。此生理特点决定了小儿体质嫩弱，御邪能力不强，不仅容易被外感、内伤诸种病因伤害而致病，而且一旦发病之后，病情变化往往多样而又迅速。

2. 脏气清灵，易趋康复

清指清净、纯洁。灵指灵巧、灵活。脏气清灵，易趋康复，是指小儿患病在病情发展转归的过程中，由于体禀“纯阳”，生机蓬物，发育迅速，活力充沛，组织的修复能力强，并且病因单纯，极少受七情劳倦伤害，几种疾病同时发生的情况也较少，对药物的反应灵敏等，所以，只要辨证正确，治疗及时，护理得当，病情也就比成人好转得快，容易恢复健康。

第二节　小儿推拿基本事项

一、小儿推拿的准备事项

（1）推拿时需要一个安静、让孩子感觉安心的氛围，不宜在嘈杂的环境中给孩子做推拿。

（2）尽量选择在孩子舒适的时间和状态下推拿，不可过饱或者饥饿，因为这两者都会引发孩子的不适。

（3）可以使用推拿介质或推拿油。

（4）父母在给孩子推拿前一定要清洁手部，指甲修剪清洁。

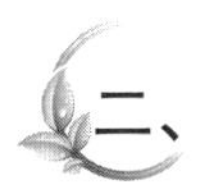

二、小儿推拿的注意事项

1. 推拿时机的判断

孩子的穴位特别敏感，尤其是生病后，父母轻轻一碰都可能哭闹得厉害。因此，孩子不配合的情况很常见。如果孩子不配合，父母就需要改变方法，可以把推拿当成和孩子互动的小游戏，也可以等孩子熟睡后再进行。

2. 推拿手法的要求

均匀、柔和、轻快、持久是小儿推拿手法的基本要求。力道不应忽轻忽重，宜平稳、柔和地进行。父母的双手要保持清洁，不要损伤小儿被推拿部位的皮肤，并要注意室温及被推拿部位的保暖。推拿动作应灵活运用，让小儿感到舒适即可。

3. 推拿时间的控制

推拿一次总的时间为10～20分钟。但是由于病情和小儿年龄的不同，在推拿次数和时间上也有一定的差别。小儿年龄稍大、病情重，则推拿次数多，时间相对长。反之，则次数少，时间短。一般每日1次，重症每日2次。需长时间治疗的慢性病7～10天为1个疗程。1个疗程结束后，可休息几天，然后进行下一个疗程。

4. 注意推拿顺序

一般有三种方法，可根据情况灵活应用：

（1）由上及下，按头面→上肢→脑腹→腰背→下肢的顺序依次按穴操作。

（2）掐、拿、捏等强刺激手法都应最后操作，避免小儿哭闹，影响效果。

5. 不同穴位注意事项

上肢部位穴位，习惯只推左侧，无男女之分。其他部位穴位，一般采用双穴。

6. 推拿后要注意适量补水

在推拿结束后，可以让孩子喝300～500毫升的温开水，可促进新陈代谢。要注意避风，忌食生冷。不可立刻用冷水给小儿洗手洗脚，若要将小儿身上的介质清洁干净，应当使用温水洗净，并且双脚要注意保暖。适当静养休息，不可进行剧烈运动，以利于气血平稳运行，达到较好的推拿效果。

三、小儿推拿的适应证

小儿推拿疗法适用的对象一般是6个月以上、9岁以下的小儿，尤其适用于半岁至3岁的婴幼儿。9岁以上的孩子也可以应用此法，但因为随着年龄的增长，机体对按摩的感知力下降，所以疗程相对要长一些。小儿推拿治疗范围广泛，可治腹泻、呕吐、疳积、便秘、腹痛、脱肛、发热、咳嗽、惊风、遗尿、肌性斜颈、斜视、小儿瘫痪等症。

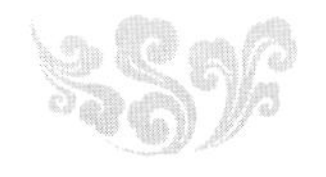

第二章

中医小姐姐教你“手”护健康

第一节　立春

节气介绍

立春，二十四节气之首。“立”是开始的意思，“春”则代表生长，回温。立春标志着万物闭藏的冬季已过去，开始进入风和日暖、万物生长的春季。立春正是阳气初生之时，万物复苏，万物随阳气上升而萌芽生长。

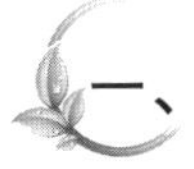

一、立春节气养护特点

1. 春季养肝

在中医五行中，肝属木，与春相应。为适应季节气候的变化，保持人体健康，在饮食调理上应当注意养肝为先。在立春之时有目的地选择食用一些柔肝养肝、疏肝理气的食物如枸杞、芍药等，也可达到养生护肝的目的。

2. 保护阳气

立春之后，阳气升发、万物始生。顺应春天的特点，健康养生需注意保护阳气。中医认为“阳气者，卫外而为”，即指阳气对人体起着保卫作用，可使人体坚固，免受自然界六淫之气的侵袭。

在饮食调养时要考虑到春季属于阳气开始升发的特点，适合多吃一些具有辛甘发散性质的食物，我们可以选择大枣、豆豉、葱、香菜、花生等辛湿发散之品使身体变暖，促进发汗。

3. 注意保暖

俗语云“春捂秋冻”，春季的气候特点是以风气为主令。在早春时节虽已然开始暖和，但仍然是以“风”为主气，多因风寒邪气而致病。气候特点是变化较大，忽冷忽热，因此在早春时节要注意室内空调与室外温度差异，要保暖，衣服宜渐减，不可顿减。根据天气变化适时增减衣服，防风御寒，养阳敛阴。因雨雪受凉后，可以服用生姜红糖茶发散表寒。婴幼儿及体弱多病者尤其应注意脚部、背部保暖。

二、立春节气推拿组穴

1. 推三关100～300次

主治：一切虚寒证，腹痛，腹泻，畏冷，四肢无力，病后虚弱，小儿肢体瘫痪。

操作部位：前臂桡侧，腕横纹至肘横纹一直线。

手法：食中指并拢，自孩子前臂桡侧腕横纹起推至肘横纹处，推100～300次。

作用：对治疗虚寒性疾病效果非常好，特别是对一些经常生病、病后体虚的孩子，往往都会用推三关调补。

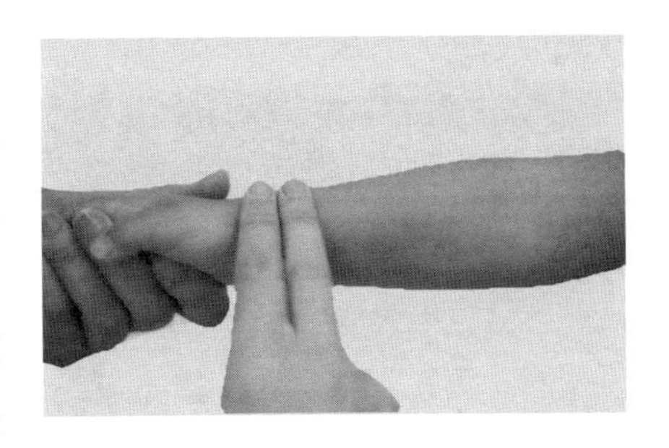

图2-1 推三关

2. 掐揉外劳宫100～500次

主治：腹痛，肠鸣，泄泻，消化不良，脱肛，遗尿，咳嗽，气喘，疝气等。

操作部位：在手背，中指与无名指掌骨（第3、4掌骨）中间，与内劳宫相对。

手法：用拇指指甲掐揉或中指端揉，掐3～5次，揉100～500次。

作用：孩子感冒时，揉100～500次可以祛寒。孩子年龄大或病情重，可以适当延长操作时间。

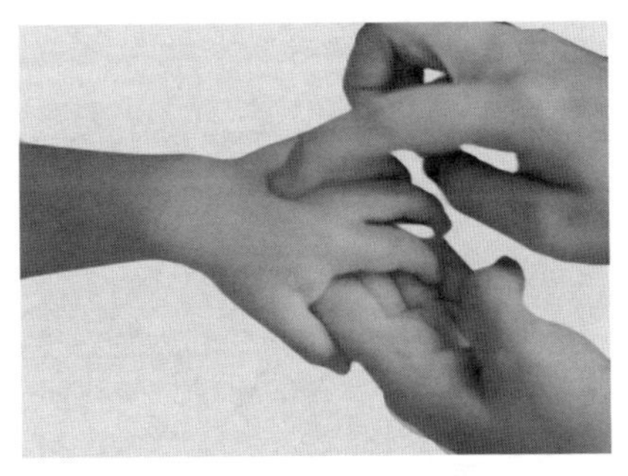

图2-2 掐揉外劳宫

3. 揉一窝风100～300次

主治：伤风感冒，一切腹痛，急慢惊风，关节屈伸不利。

操作部位：手背，腕横纹中央之凹陷中。

手法：术者右手拇指或食指掐之，继以揉之，掐3～5次，

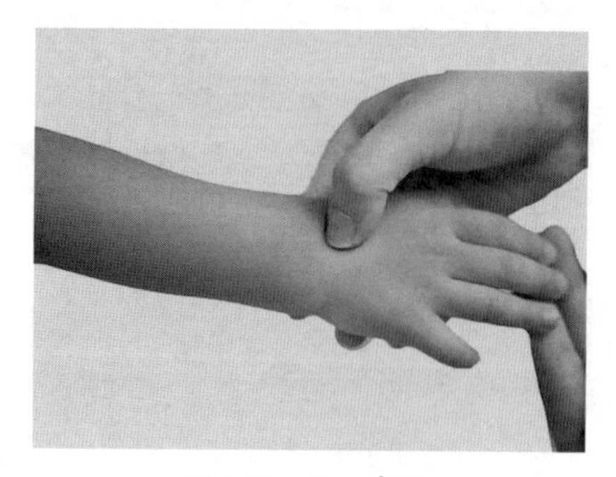

图2-3 揉一窝风

揉100～300次。

作用：一窝风和外劳宫用样有温阳散寒的功能，但二者侧重不同。如打喷嚏、全身发冷等，掐一窝风效果更好；如偶感风寒、饮食过冷等，揉外劳宫更有效。

4. 揉关元100～300次

主治：虚寒性腹痛，腹泻，痢疾，遗尿。

操作部位：脐下3寸，肚脐下缘和耻骨上缘连线的中点。

手法：令孩子仰卧，术者用中指指腹或用掌揉，揉100～300次。也可用按法、摩法。

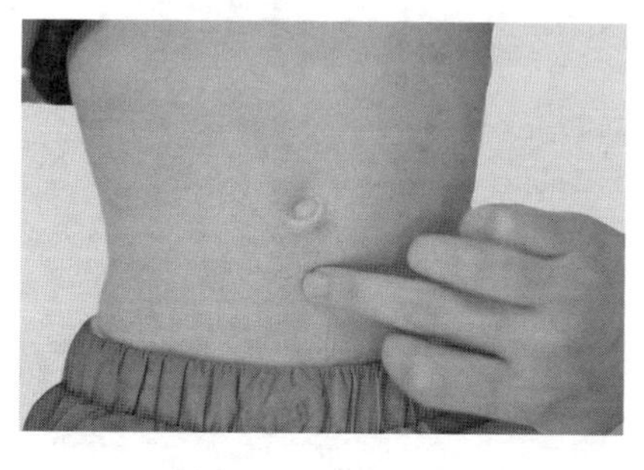

图2-4 揉关元穴

作用：揉关元可治疗虚寒性腹痛，操作时先补脾经300次，揉板门300次，再按揉关元100～150次，可缓解孩子腹部疼痛感。

5. 捏脊5～10次

主治：发热惊风，夜啼，疳积，腹泻，呕吐，便秘。

操作部位：大椎至长强呈一直线。

手法：用捏法自下而上，每捏三下将背脊提一下（捏三提一）5～10次。

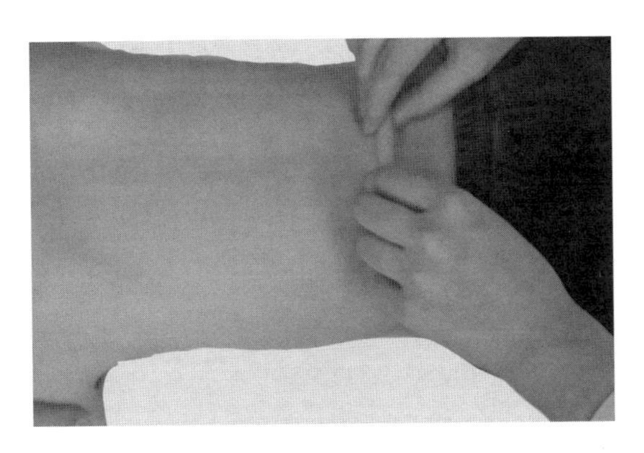

图2-5　捏脊

作用：调阴阳，理气血，和脏腑，通经络，培元气，具有强身健体的功能，用于消化不良、小儿疳积、腹泻等消化系统病症，也是小儿推拿常用的保健手法之一。

三、立春节气膳食调理

1. 山药红枣泥——健脾益气固汗

食材：山药100克，大枣3枚。

做法：山药切成小块，大枣去核。放入锅中放火上蒸至山药软，捣成泥状食用，或者和粥拌在一起。

功效：孙思邈在《千金方》中指出春天饮食应“省酸增甘，以养脾气”，就是说春季应少吃酸味，适当吃些能温补阳气的食物，但要以平补为主。山药、大枣两者可起到补中益气、健脾益胃的作用。

2. 韭菜炒蛋——补阳生阳

食材：韭菜150克，鸡蛋2个。

做法：韭菜洗净后切小段，鸡蛋打散备用；起锅热油，放入韭菜翻炒几秒；开小火，加入鸡蛋液，等鸡蛋液半凝固成形再翻动。用铲子轻轻地翻转鸡蛋，等鸡蛋熟透再加入适量盐即可。

功效：韭菜和鸡蛋同吃，就能协调阴阳，对身体调补作用明显。养肝的同时使人更具活力。

第二节　雨水

节气介绍

雨水过后，雨量渐增，此时自然界气温回升，天气渐暖，对于人体来说，阳气开始浮动，肝气开始升发。这个时期的儿童养护应该遵循哪些原则呢？跟随中医小姐姐一起来学习吧。

一、雨水节气养护特点

1. 春捂

雨水时节有时因雨量增加会导致气温骤降，孩子易因气温的改变而引起呼吸系统疾病，导致感冒和发烧。这时候我们可以采取俗语说的“春捂”：如果气温低于10℃就需要捂，重点捂住孩子的背、腹以及足底；若气温高于22℃，不着急穿单衣。注意室内外温差，做好保暖工作。如果下雨天受凉，可以喝生姜红糖茶来散寒。

2. 养阳

春季阴消阳长。雨水为早春节气，所以我们依旧要遵从“春夏养阳”的原则。可以参考立春中的一些养阳方法来保护阳气。人体正气坚固，就可以抵御外邪侵袭。

3. 健脾祛湿

中医认为，春季与五脏中的肝脏相对应，春季肝气旺盛，肝木旺则克脾土；另外在雨水节气之后，随着降雨增多，寒湿之邪易困脾脏。故雨水时节饮食宜省酸增甘，同时宜少食生冷油腻之物，以顾护脾胃阳气。

二、雨水节气推拿组穴

1. 掐揉足三里100～300次

主治：腹胀，腹痛，呕吐，泄泻，下肢痿软。

操作部位：外侧膝眼（膝盖外侧凹陷）下3寸，胫骨外侧约1横指处。

手法：术者拇指指甲掐10次。也可用揉法。

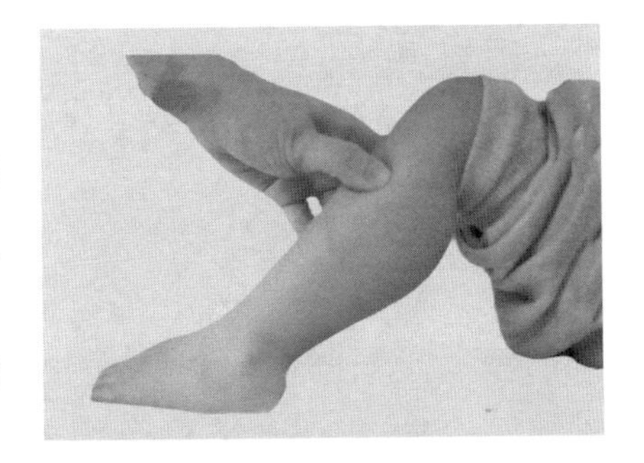

图2-6　掐揉足三里

作用：掐足三里多用于治疗消化道疾病，配合推天柱骨100次一起使用，可治疗孩子呕吐。

2. 补脾经100～500次

主治：食欲不振，肌肉消瘦，消化不良等症。

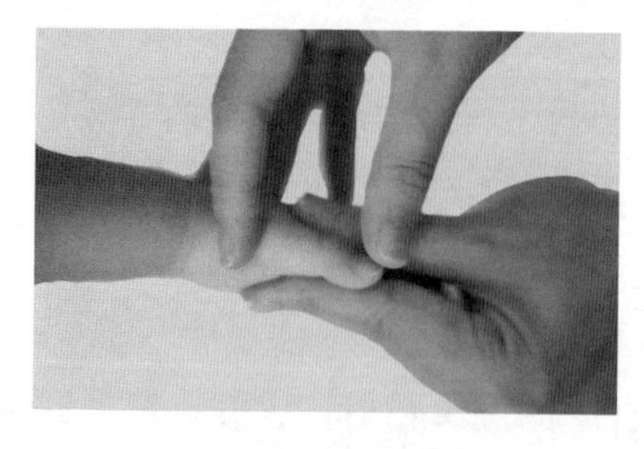

图2-7　补脾经

操作部位：拇指桡侧自指尖至指根处。

手法：使孩子微屈拇指，术者自指尖推至指跟称补脾经。反之为清。

作用：中医将孩子厌食归结为脾胃问题，先补脾经，再配合清胃经、清大肠各100～500次，顺时针摩腹300～500次，捏脊3～6次，可调理孩子脾胃，增进孩子食欲。

3. 顺运内八卦100～300次

主治：咳嗽，呕吐，泄泻，腹胀，食欲不振，恶寒，发热。

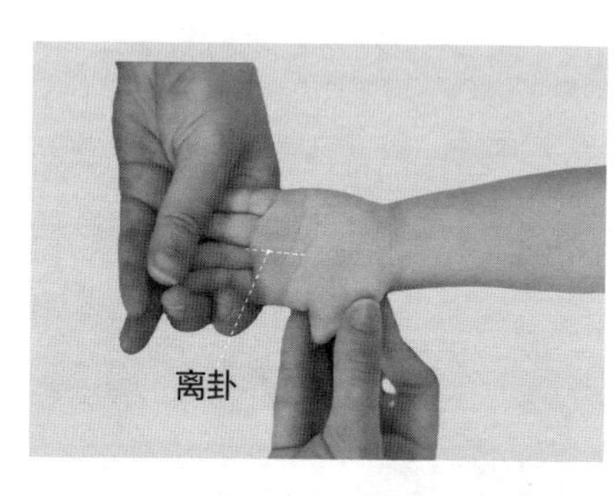

图2-8　运八卦

操作部位：以手掌为圆心，以圆心至中指跟横纹约2/3距离为半径画圆，八卦穴即在此圆圈上。

手法：术者用左手持孩子左手四指，使掌心向上，同时拇指按定离卦（对中指者）。右手拇指自乾卦开始向坎卦（对小天心者）运至兑卦（指侧半圆的中点），为顺运八卦；自乾卦开始向兑卦运至坎卦，为逆运八卦。运至离卦时，应从左手拇指上运过。

作用：顺时针运为止咳化痰，行滞消食；逆时针运为和胃降逆止呕，日常中逆运使用频率较高。

4. 分推手阴阳100～150次

主治：腹胀，腹泻，呕吐，食积。

操作部分：在手掌根，小天心两侧，拇指侧为阳池，小指侧为阴池。

手法：术者两拇指指腹，从孩子小天心向两侧分推。也可用合推法。

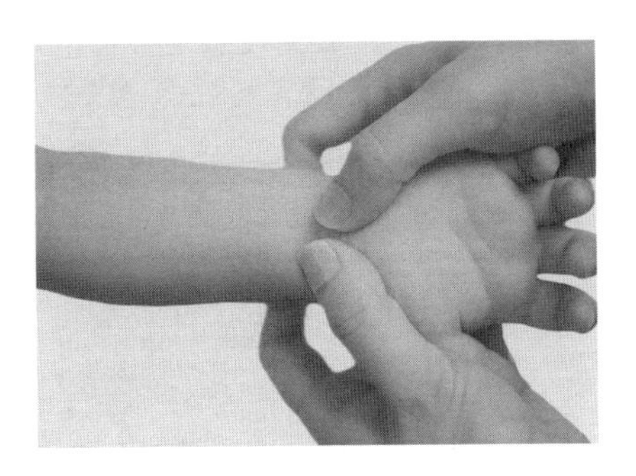

图2-9　分推手阴阳

作用：孩子实热证时要重分阴池，虚寒证时要重分阳池，可达阴阳平衡，气血调和。

5. 捏脊5～10次

主治：发热惊风，夜啼，疳积，腹泻，呕吐，便秘。

操作部位：大椎至长强呈一直线。

手法：用捏法自下而上，每捏三下将背脊提一下（捏三提一）。

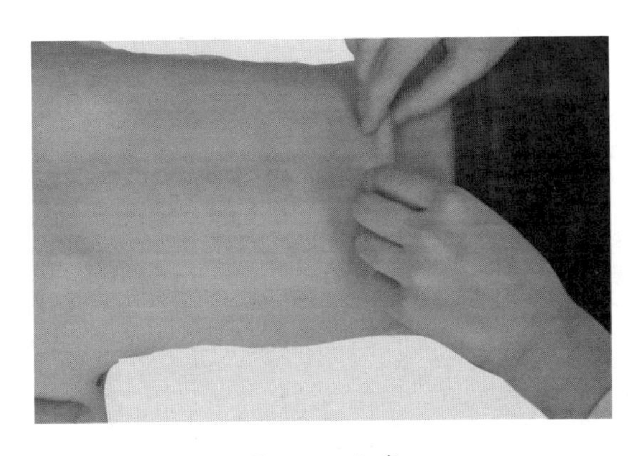

图2-10　捏脊

作用：调阴阳，理气血，和脏腑，通经络，培元气，具有强身健体的功能，用于消化不良、小儿疳积、腹泻等消化系统病症，也是小儿推拿常用的保健手法之一。

三、雨水节气膳食调理

1. 茯苓薏米粥+凉拌黄瓜

食材：茯苓10克，薏米30克，粳米100克。

做法：把茯苓和薏米提前浸泡半小时，然后与粳米一同放入锅中，加水熬成稀粥，配上凉拌黄瓜即可食用。

功效：建议加上少量醋，开胃效果更好，作为孩子的早餐是很好的搭配。

2. 山药山楂泥

食材：山楂20克，怀山药40克，白砂糖10克。

做法：新鲜的山药和山楂，清洗干净，把山楂核去掉，一起上锅煮，煮到山药软烂即可，然后把山药、山楂和少量白砂糖一起捣烂成泥即可食用。

功效：山药、山楂两者合用可起到补中益气、健脾益胃、助消化的作用。

3. 芡实山药鲫鱼汤

食材：芡实15克，山药30克，鲫鱼1条。

做法：将鲫鱼去鳞、腮及内脏，用少许食用油在锅内煎至淡黄色，然后与芡实、山药同放入砂锅内，加适量清水，煲1小时，以食盐调味，即可食用。

功效：可补气、健脾、固肾，适合脾胃弱、食欲不振、大便不调的小儿食用，能增强脾胃功能。

第三节 惊蛰

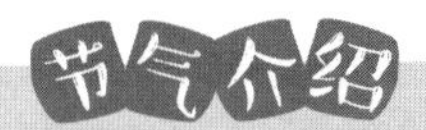

惊蛰，是二十四节气之中的第三个节气。此前，动物入冬藏伏土中，不饮不食，称为“蛰”。到了“惊蛰”，天上的春雷惊醒蛰居的动物，称为“惊”。故惊蛰时，蛰虫惊醒，天气转暖，渐有春雷，标志着仲春时节的开始。

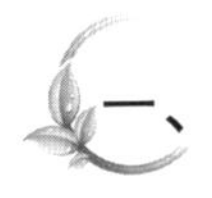

一、惊蛰节气养护特点

1. 增强抵抗力

惊蛰后的天气日渐变暖，微生物也开始生长繁殖，易造成各类流行病的多发。家长要注意冷暖的变化，注意家庭、孩子个人的卫生，勤洗手，多开窗，少带孩子去人流量大的公共场所。另外注意孩子的作息规律，合理饮食，使免疫力得到提高，从而预防感冒、流感等疾病的发生。

2. 养肝健脾

中医认为小儿“肝常有余，脾常不足”。并且春属木应肝，惊蛰时节，肝木之气升发渐旺而克脾。因此春天在保持身体阳气升发之外，更要固护孩子的脾胃，可以选择百合薏米莲心粥、银耳芡实莲子羹等膳食来清补脾胃。

3. 润燥

惊蛰时节气候比较干燥，容易使人口干舌燥，患外感咳嗽。另外由于冬天吃过多的辛热食品，积郁的热毒惊蛰后要往外发散，所以孩子可以吃些雪梨、银耳、春笋等甘凉的食品来滋阴润肺。

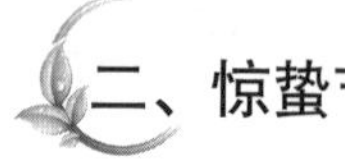

二、惊蛰节气推拿组穴

1. 补脾经100～500次

主治：食欲不振，肌肉消瘦，消化不良等症。

操作部位：拇指桡侧自指尖至指根处。

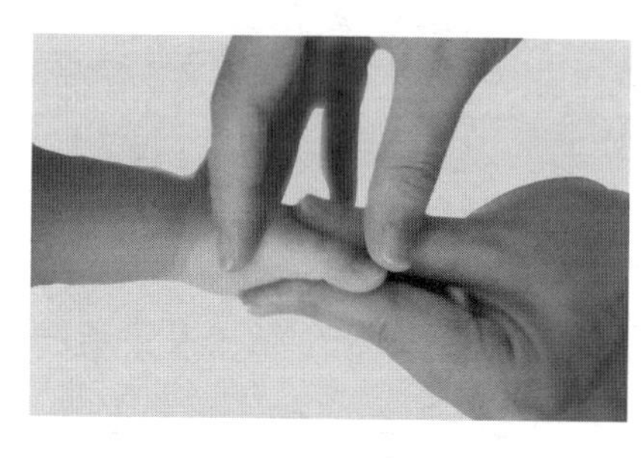

图2-11　补脾经

手法：使孩子微屈拇指，术者自指尖推至指跟称补脾经。反之为清。

作用：中医将孩子厌食归结为脾胃问题，先补脾经，再配合清胃经、清大肠各100～500次，顺时针摩腹300～500次，捏脊3～6次，可调理孩子脾胃，增进孩子食欲。

2. 清肝经100～500次

主治：惊风，抽搐，烦躁不安，五心烦热等症。

操作部位：食指掌面末节。

手法：术者拇指自孩子食指掌面末节横纹起推至指尖，称清肝经。反之为补。

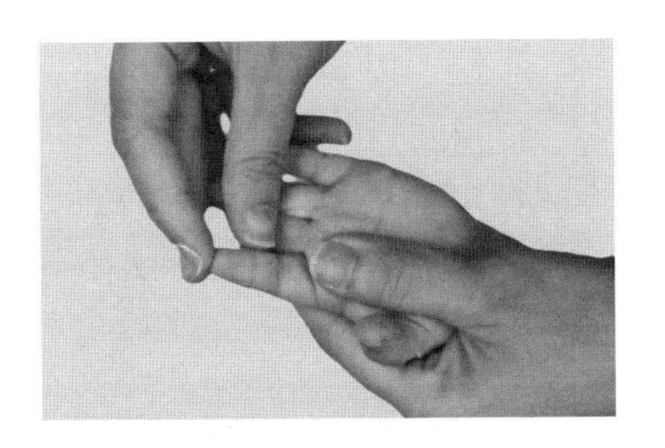

图2-12　清肝经

作用：肝经宜清不宜补。如果肝虚必须补，也应该补肝经后再清肝经，或者用补肾经代替，称为滋肾养肝法。

3. 清天河水100～500次

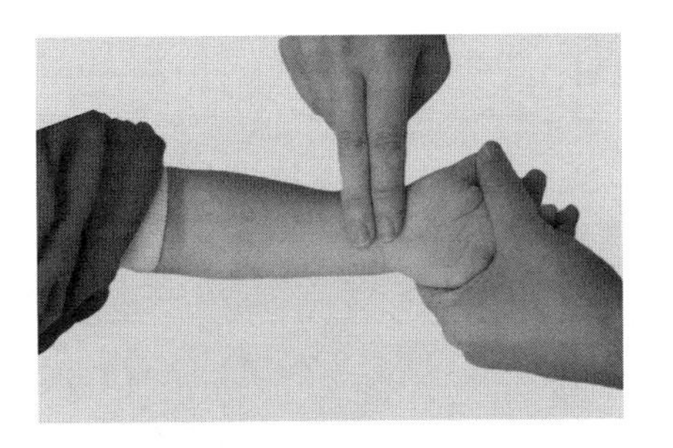

图2-13　清天河水

主治：一切热证，内热，潮热，外感发热，烦躁不安，口渴，弄舌，惊风，痰咳，咳嗽。

操作部位：前臂内侧正中，自腕横纹至肘横纹成一直线。

手法：食、中二指指腹沿孩子前臂正中线，从腕横纹起推至肘横纹。

作用：对外感风寒的发热，用清天河水推100～500次后，孩子开始出汗，热开始退。若孩子高热，同样在本穴操作打马过天河20～30次，汗出热退。

4. 摩腹300～500次

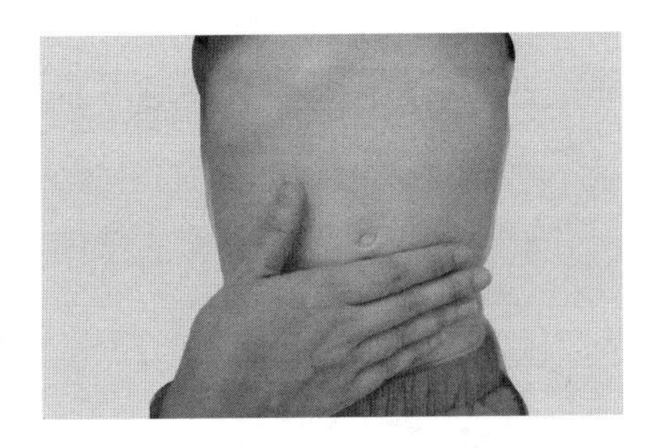

图2-14　摩腹

主治：腹痛，腹胀，恶心呕吐，食积便秘，厌食，伤乳食泻。

操作部位：腹部。

手法：用掌或四指摩腹部，逆时针摩为补，顺时针摩为泻，往返摩为平补平泻。

作用：对于脾虚、寒湿型的腹泻、伤乳食泻，逆时针摩能健脾止泻；对于便秘、腹胀、厌食等，顺时针摩能消食导滞通便。

5. 揉外劳宫100～500次

主治：腹痛，肠鸣，泄泻，消化不良，脱肛，遗尿，咳嗽，气喘，疝气等。

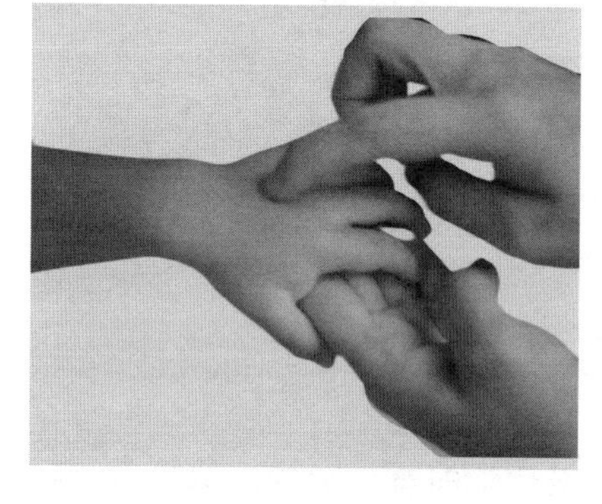

图2-15 揉外劳宫

操作部位：在手背，中指与无名指掌骨（第3、4掌骨）中间，与内劳宫相对。

手法：用拇指指甲掐揉或中指端揉，掐3～5次，揉100～500次。

作用：孩子感冒时，揉100～500次可以祛寒。孩子年龄大或病情重，可以适当延长操作时间。

三、惊蛰节气膳食调理

1. 菠菜蛋花汤

食材：鸡蛋35克，菠菜30克，盐1克，酱油2克，豌豆淀粉3克。

做法：菠菜汆烫过后，挤干水分，切成1～2厘米长。

将高汤倒入锅中，用开水煮，以盐和酱油调味，沸腾后，以一点高汤溶化淀粉后倒入锅内。再次煮滚后，以绕圈方式倒入蛋汁，加入菠菜。

功效：中医认为，菠菜性甘凉，入肠、胃经，有补血、利五脏、通血脉、止渴润肠、滋阴平肝、助消化、清理肠胃等功效。

2. 冰糖雪梨银耳羹

食材：雪梨1个，冰糖少许，银耳少许，枸杞3克。

做法：银耳提前用温水泡软，洗净之后再撕成小朵。梨子无须削皮，切成大块，枸杞用温水浸泡10分钟。砂锅烧热，加入纯净水烧沸，然后下入银耳，小火炖煮30分钟。再放入梨子、枸杞、冰糖，小火煲煮15分钟左右就可以了。

功效：滋阴润肺、养气和血。

第四节　春分

节气介绍

《春秋繁露·阴阳出入上下篇》说：“春分者，阴阳相半也，故昼夜均而寒暑平。”春分的意义，一是指一天时间白天黑夜平分，各为12小时；二是春分正当春季（立春至立夏）三个月之中，平分了春季。

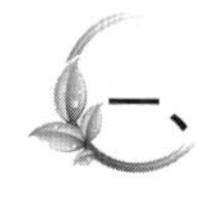

一、春分节气养护特点

1. 解春困

由于气温回升，血液循环加快，大脑的血液和氧气的供应相对减少，人们会感到困乏无力、昏沉欲睡，形成“春困”。此时我们可以适当午睡来缓解疲惫；晚饭后可适当散步，舒展放松身体；睡前泡脚、消除疲劳，利于入睡。

2. 调情绪

中医认为，春养肝，肝喜条达而恶抑郁。所以，春分时节我们要保持心情愉悦，从而安养神气，以防情绪波动剧烈而不利于肝气疏泄。

3. 促生长

春三月是孩子长高的黄金时段。春生，夏长，秋收，冬藏。春天，自然界的阳气升发，万物生长，人体顺应自然界的变化，新陈代谢旺盛，消化功能增加，生长激素等内分泌激素的水平增高。在这个季节，孩子更易发育生长。因此要做到早入睡，保证孩子有足够的睡眠；此外，营养摄入要充足；要多晒太阳，要多参加户外运动。

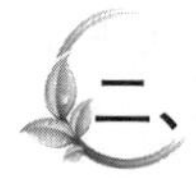

二、春分节气推拿组穴

1. 揉增高穴300～500次

主治：身高增长迟缓。

操作部位：手掌面第4、5掌骨指间，握拳，小指尖对应点下5分和8分处。

手法：用拇指或中指指腹轻揉之。

作用：此穴根据董氏奇穴经验而定，是肾的敏感区，多揉久揉并配合补脾经、补肾经，有增高益智功效。

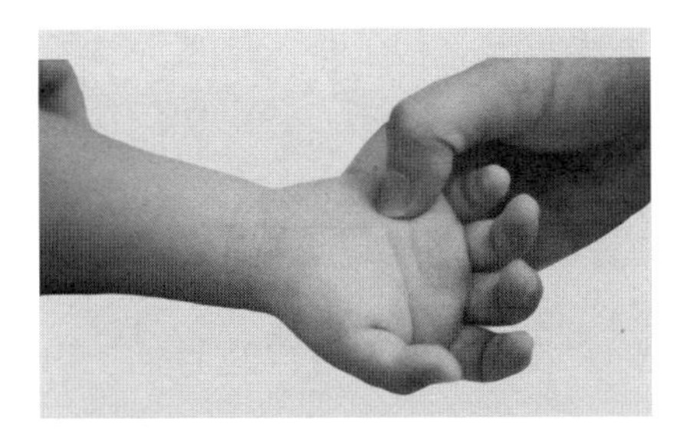

图2-16　增高穴

2. 补脾经100～500次

主治：食欲不振，肌肉消瘦，消化不良等症。

操作部位：拇指桡侧自指尖至指根处。

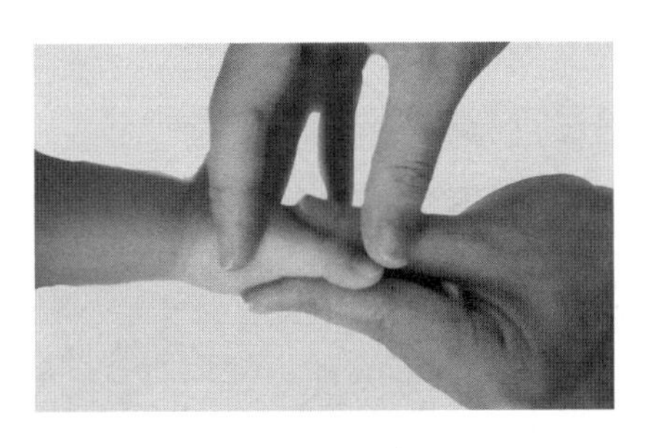

图2-17　补脾经

手法：使孩子微屈拇指，术者自指尖推至指跟称补脾经。反之为清。

作用：中医将孩子厌食归结为脾胃问题，先补脾经，再配合清胃经、清大肠各100～500次，顺时针摩腹300～500次，捏脊3～6遍，可调理孩子脾胃，增进孩子食欲。

3. 掐揉外劳宫100～500次

主治：腹痛，肠鸣，泄泻，消化不良，脱肛，遗尿，咳嗽，气喘，疝气等。

操作部位：在手背，

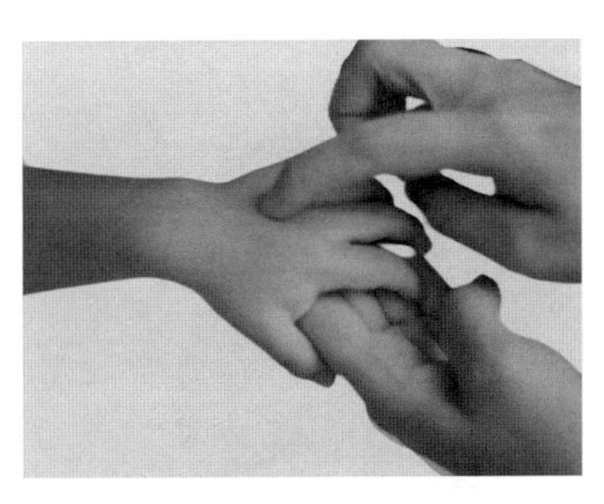

图2-18　外劳宫

中指与无名指掌骨（第3、4掌骨）中间，与内劳宫相对。

手法：用拇指指甲掐揉或中指端揉，掐3～5次，揉100～500次。

作用：孩子感冒时，揉100～500次可以祛寒。孩子年龄大或病情重，可以适当延长操作时间。

4. 揉足三里100～300次

主治：腹胀，腹痛，呕吐，泄泻，下肢痿软。

操作部位：外侧膝眼（膝盖外侧凹陷）下3寸，胫骨外侧约1横指处。

手法：术者拇指指甲掐10次。也可用揉法。

作用：掐足三里多用于治疗消化道疾病，配合推天柱骨100次一起使用，可治疗孩子呕吐。

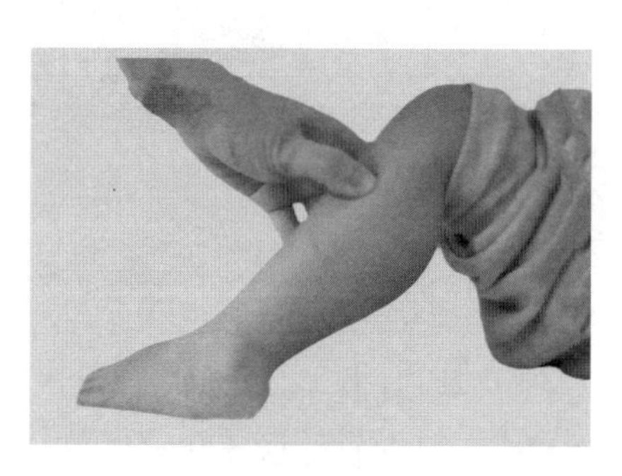

图2-19 足三里

5. 摩揉百会100～200次

主治：头痛，惊风，目眩，脱肛，遗尿，慢性腹泻等症

操作部位：两耳尖直上，头顶中央旋毛中。

手法：术者右手拇指指腹或食、中、无名指三指摩揉之，揉100～200次。

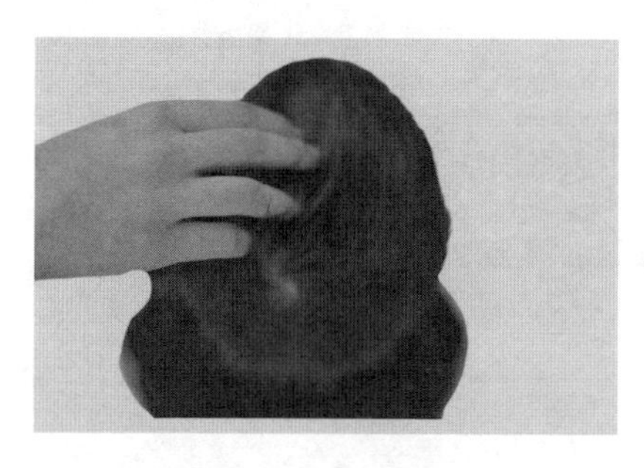

图2-20 百会

作用：孩子有恶心、呕吐及痢疾、反复便意

时，注意不能操作此法，否则会加重病情。遇腹痛不止甚至大便出血时，可用艾灸百会治疗。

三、春分节气膳食调理

1. 荠菜粥

食材：鲜荠菜90克，粳米100克。

做法：先将粳米倒入锅内加水煮沸，再加上洗净的荠菜，同煮为粥，粳米与荠菜的比例为1 ∶ 1。

功效：补心和脾，明目。荠菜营养丰富，其维生素C、类胡萝卜素以及各种矿物质含量都较高，其含钙量接近同等质量牛奶的3倍。

2. 银芽炒肉丝

食材：肉丝150克，豆芽250克，调料少许。

做法：瘦猪肉洗净切细丝，加适量水淀粉、盐拌匀，锅内倒油烧热，爆香姜丝，投入绿豆芽和肉丝煸炒至熟即可。

功效：健脾升阳，疏肝，助生长。

第五节　清明

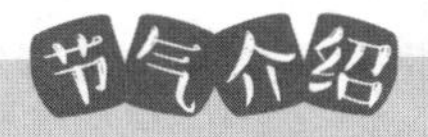

清明节又叫踏青节，是中国传统节日。这个节气有冰雪消融，草木青青，天气清澈明朗，万物欣欣向荣之意。

一、清明节气养护特点

1. 养肝

春季主生发，在这段时间里，孩子体内的肝气，会逐渐加深，并在清明之时达到旺盛时期。此时要注意调情志，以免影响到肝的疏泄功能，有碍阳气生发，最终可能导致脏腑功能的紊乱。

2. 祛湿

清明多吃祛湿的食物，由于清明多雨，湿气较重，在饮食上要注意选择一些温消祛湿的食物，如白芍、萝卜、芋头等。

3. 防敏（抗过敏，提高抵抗力）

清明时节多见过敏性疾病，过敏原有花粉、粉尘等。常见病有过敏哮喘、过敏性鼻炎等。此时我们需防寒保暖，避免着凉感冒；尽量避免接触过敏原；多开窗通风，防尘除螨；多锻炼身体，增强体质，提高抗病能力；另外可以进行小儿推拿，对于鼻炎的调理也有非常好的效果。

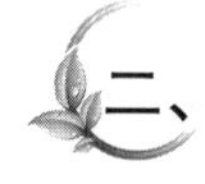

二、清明节气推拿组穴

过敏推拿调理：曲池、补肺、合谷、足三里、三阴交。

中医将过敏性体质主要归于禀赋不足，卫外不固腠理不密。小儿脏腑娇嫩，体质较差，免疫力低下，饮食没有节制，更容易受到损伤，这些都会导致过敏性疾病的发生或加重。我们选取曲池、补肺、合谷、足三里、三阴交五穴。

祖国医学认为肺与皮毛、鼻关系密切。肺宣发卫气于皮肤腠理，以温分肉，充皮肤，司开阖及防御外邪侵袭，故以补肺经手法增加抵御外邪能力；曲池为手阳脉经合穴，祛邪透表及驱除周身风邪的作用；三阴交为足三阴经的交会穴。与曲池相配，兼顾了风、湿、热、血这四个病机方面，既可以治疗过敏性疾病的标证，又可以调后天，补先天，提高人体的免疫防卫机能，实为标本兼治之法。足三里，为补虚要穴，有扶正祛邪之功效。诸穴合用，调整阴阳，补虚泻实，调和气血。

1. 掐揉曲池100～500次

主治：感寒身热，嗳气，腹痛，呕吐泄泻，咽喉肿痛。

操作部位：在肘弯横纹头凹陷中。

手法：术者一只手使孩子屈肘，另一只手握住孩子肘部，以拇指指甲掐之，继而揉之，掐3～5次，揉100～500次。也可用拿法。

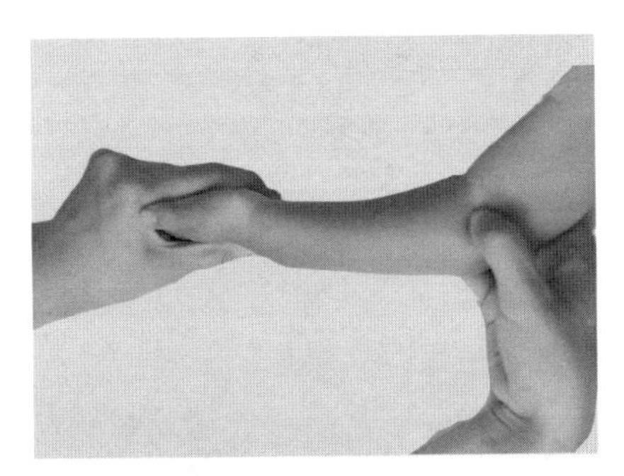

图2–21　掐揉曲池

作用：治疗感冒常与开天门、推坎宫、运太阳、清天河水等同用。

2. 揉三阴交100～300次

主治：遗尿，癃闭，小便频数涩痛不利，下肢痹痛，惊

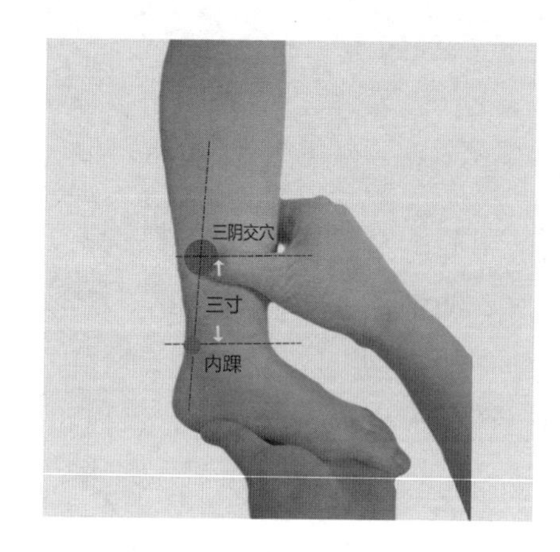

图2-22 三阴交

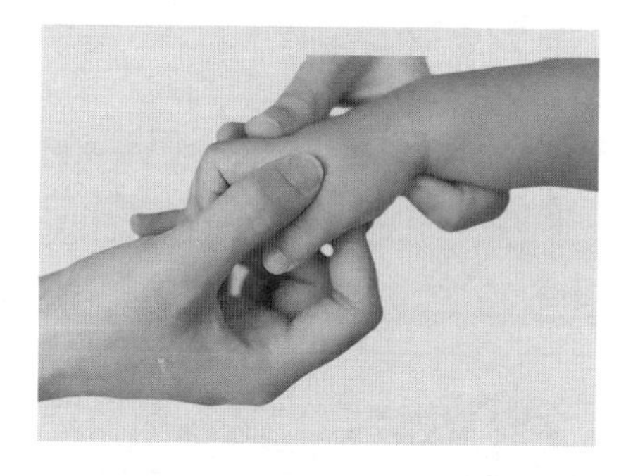

图2-23 合谷

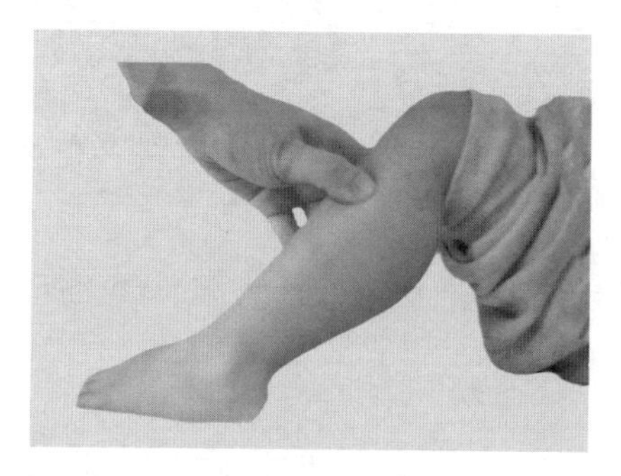

图2-24 足三里

风，消化不良。

操作部位：内踝尖直上3寸。

手法：术者拇指揉之，揉100～300次。

作用：凡是孩子盗汗较重，口渴喜饮，伴有舌红苔薄者可揉此穴。

3. 揉合谷100～500次

主治：头痛，项强，身热无汗，部分鼻出血，喉痛，积食不化，口疮。

操作部位：在手背，第1、2掌骨间，当第2掌骨桡侧后中点处。

手法：术者拇指指甲重掐之，继以揉之，掐3～5次，揉100～500次。

作用：面部五官疾患，均可运用合谷进行治疗。

4. 揉三足里100～300次

主治：腹胀，腹痛，呕吐，泄泻，下肢痿软。

操作部位：外侧膝眼（膝盖外侧凹陷）下3寸，

胫骨外侧约1横指处。

手法：术者拇指指甲掐10次。也可用揉法。

作用：掐足三里多用于治疗消化道疾病，配合推天柱骨100次一起使用，可治疗孩子呕吐。

5. 补肺经100～500次

主治：肺气虚弱，自汗等。

定位：无名指掌面末节。

手法：术者右手拇指自孩子无名指指尖起推至掌面末节横纹为补，名补肺经，推100～500次，反之为清。

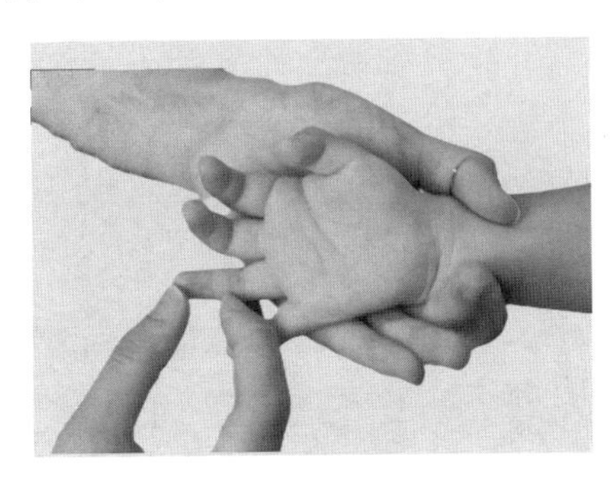

图2-25　补肺经

作用：孩子如有鼻炎、感冒、流涕等症状，都与肺部火气有关，在治疗时相应地配合头面部四大手法各50～100次。清肺经100～500次，再根据病因酌情加减处方。

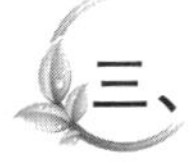

三、清明节气膳食调理

1. 百合汤

食材：百合50克，黑豆15克，绿豆10克，小米50克，大枣6个，核桃仁5个。

做法：将百合、黑豆、绿豆这些难煮的豆类提前浸泡1小时，大枣去核，所有材料放一起煮粥，或不加小米做成汤。

功效：百合入肺、胆经，为清明之物。黑豆入胆经肾经，能养胆气，加强胆清明的功能，定胆气。

2. 胡萝卜粥

食材：胡萝卜200克，白米50克。

做法：把米洗干净，胡萝卜切碎，倒入锅中煮25分钟。

功效：胡萝卜中的β-胡萝卜素能有效预防花粉过敏症、过敏性皮炎等过敏反应。

第六节　谷雨

节气介绍

谷雨是春季的最后一个节气，古人有“雨生百谷”之说。是播种移苗、埯瓜点豆的最佳时节。在这个春季将尽、夏季将至的时节，雨水开始增多，空气湿度逐渐加大。因此，谷雨时节的气候有湿、温、病虫蚊虫繁衍孳生的特点。

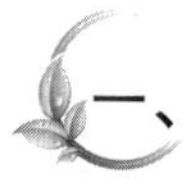

一、谷雨节气养护特点

1. 春捂有度

谷雨时节气温回升的速度加快，大家往往衣服会穿少。但由于天气变化无常，并且湿气较重，一不注意就会引起感冒。若捂太过，又会引动体内蓄积的内热而生肝火。所以在气温低于15℃时，家长可考虑给孩子及时增加衣物。

2. 养肝清火

谷雨时节已经是到了春天的尾巴，体内的肝气随着春日渐深而愈盛。我们要保持孩子的心情愉悦以防肝失疏泄。可以做一些手法，及时清肝泻火，解郁散气，增强明目功能。

3. 健脾祛湿

中医认为，脾喜燥恶湿，而谷雨节气多雨，外湿容易侵袭孩子脆弱娇嫩的身体。造成乏力懒言，身体困重、胃口不佳等表现。可以适量增加户外运动，促进身体新陈代谢，排出体内湿浊之气。

#辨别体湿

辨别体湿四步骤：

舌苔：白腻或黄腻，湿答答的；

大便：大便黏马桶壁，或难以处理干净；

胃口：食欲差；

看精神：易疲倦，乏力嗜睡，无精打采。

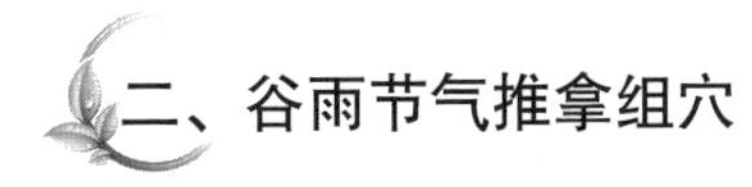

二、谷雨节气推拿组穴

1. 补脾经100～500次

主治：食欲不振，肌肉消瘦，消化不良等症。

操作部位：拇指桡侧自指尖至指根处。

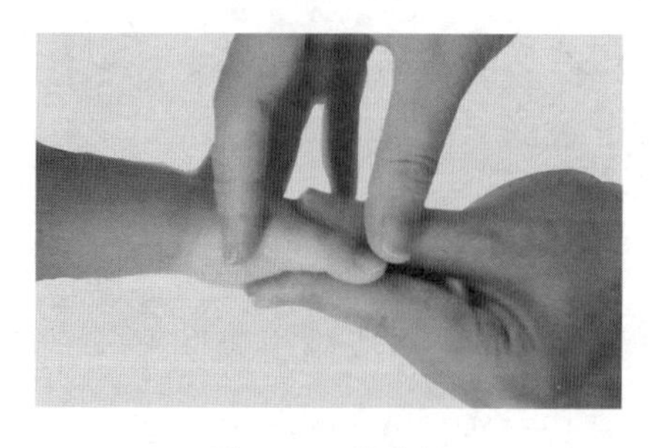
图2-26 补脾经

手法：使孩子微屈拇指，术者自指尖推至指跟称补脾经。反之为清。

作用：中医将孩子厌食归结为脾胃问题，先补脾经，再配合清胃经、清大肠各100～500次，顺时针摩腹300～500次，捏脊3～6次，可调理孩子脾胃，增进孩子食欲。

2. 推小肠100～500次

主治：小便赤色，水泻，午后潮热，口舌糜烂。

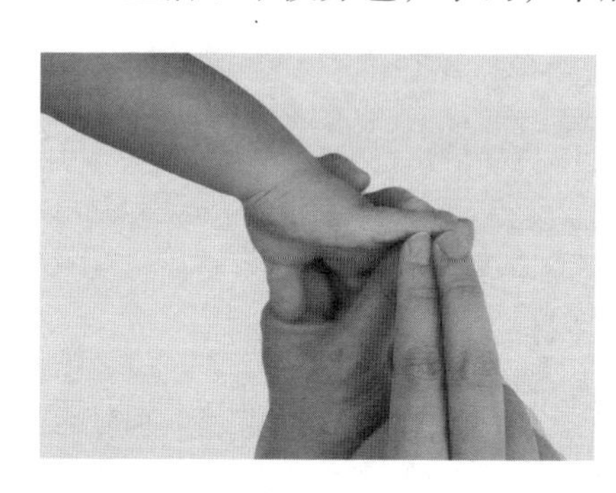
图2-27 推小肠

操作部位：小指尺侧边缘，自指尖至指根。

手法：术者右手拇指自孩子小指指根向指尖直推为清，称为清小肠；反之为补，称补小肠，推100～500次。

作用：多为清法，主要用于小便短赤不利或尿闭、泄泻等，有清热利尿，泌别清浊的作用。

3. 顺运内八卦100～300次

主治：咳嗽，呕吐，泄泻，腹胀，食欲不振，恶寒，发热。

操作部位：以手掌为圆心，以圆心至中指跟横纹约2/3

距离为半径画圆，八卦穴即在此圆圈上。

手法：术者用左手持孩子左手四指，使掌心向上，同时拇指按定离卦（对中指者）。右手拇指自乾卦开始向坎卦（对小天心者）运至兑卦（指侧半圆的中点），为顺运八卦；自乾卦开始向兑卦运至坎卦，为逆运八卦。运至离卦时，应从左手拇指上运过。

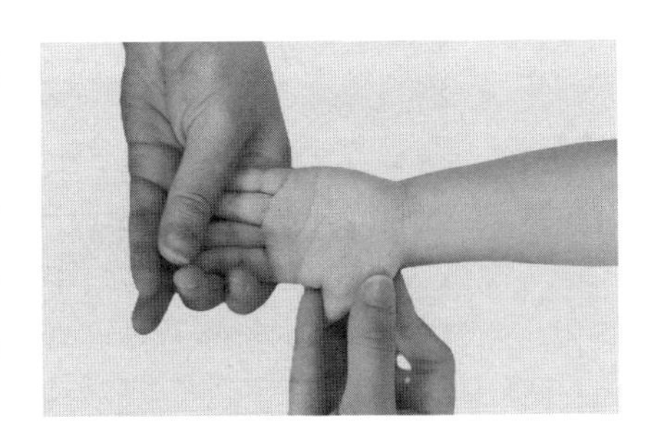

图2-28　运八卦

作用：顺时针运为止咳化痰，行滞消食；逆时针运为和胃降逆止呕，日常生活中逆运使用频率较高。

4. 揉足三里100～300次

主治：腹胀，腹痛，呕吐，泄泻，下肢痿软。

操作部位：外侧膝眼（膝盖外侧凹陷）下3寸，胫骨外侧约1横指处。

手法：术者拇指指甲掐10次。也可用揉法。

作用：掐足三里多用于治疗消化道疾病，配合推天柱骨100次一起使用，可治疗孩子呕吐。

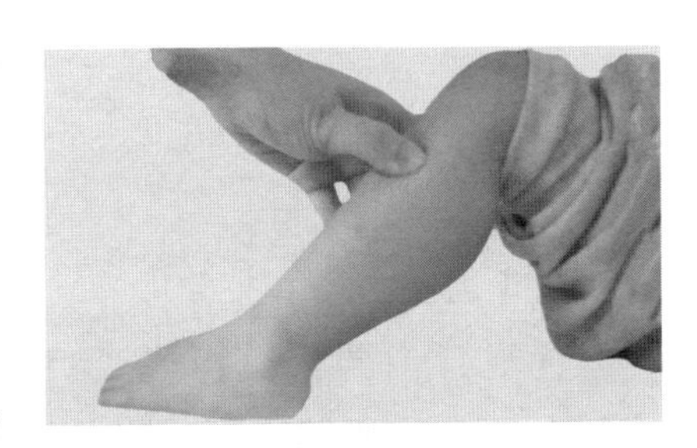

图2-29　足三里

5. 捏脊5～10次

主治：发热惊风，夜啼，疳积，腹泻，呕吐，便秘。

操作部位：大椎至长强呈一直线。

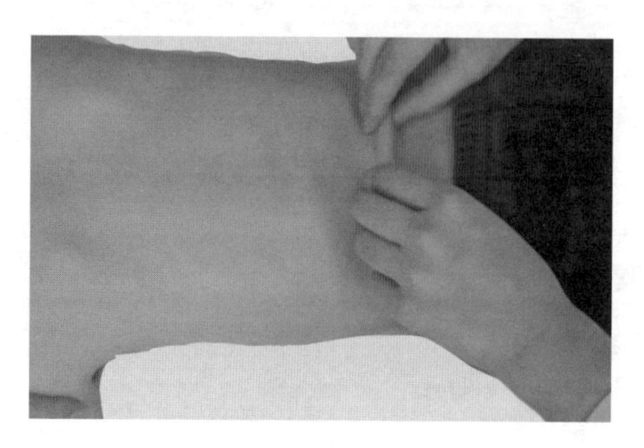

图2-30 捏脊

手法：用捏法自下而上，每捏三下将背脊提一下（捏三提一）。

作用：调阴阳，理气血，和脏腑，通经络，培元气，具有强身健体的功能，用于消化不良，小儿疳积、腹泻等消化系统病症，也是小儿推拿常用的保健手法之一。

三、春分节气膳食调理

1. 山药芡实扁豆排骨汤

食材：山药15克，芡实15克，炒扁豆15克，猪排骨200克。

做法：先用水浸泡山药，扁豆用锅炒至微黄，猪排骨洗净血污并切成细块，芡实用清水洗净，然后将全部用料放进汤煲内，用中火煲90分钟，调味即可。

功效：山药助消化、敛虚汗、止泄泻，长于健脾。芡实补脾固肾，助气涩精。扁豆补脾，和中化湿。此汤有健脾醒胃、去湿抗疲劳作用，对于脾虚湿重、精神不振者尤宜。

2. 赤小豆薏米粥

食材：薏米100克，枣（干）25克，赤小豆50克，砂糖15克。

做法：用小火把薏米炒至金黄色，带有微焦香味。把赤小豆和薏米混合清洗干净，然后浸泡1～2小时；赤小豆、薏米、红枣一起加入锅中，加水煮成稀粥，撒上糖调味即可。

功效：薏米利肠胃，消水肿，健脾益胃，久服轻身益气。红豆也有明显的利水健脾消肿之功，另外还能补心。本品为温脾健脾祛湿佳品。

第七节　立夏

节气介绍

《月令七十二候集解》曰：“四月节。立，建始也。夏，假也。物至此时皆假大也。”意思是说：夏天开始，春播的作物到此时都长大了。立夏代表着春天的结束，夏天的开始，是标志万物进入旺季生长的一个重要节气。

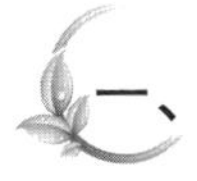

一、立夏节气养护特点

1. 养心

中医认为，“心与夏气相通应”，心主火，与夏季炎热之气候相对应，暑热邪盛，小儿心火旺，常会导致心烦易怒、睡眠不安等。此时我们要注意养护心气。

日常生活中可以注意调情志，精神愉快则气血和畅；饮食方面以清淡为主，避免孩子过食肥甘厚味而生“内热”，引起烦躁。食物颜色对应赤色。味道对应苦味，因此可食用红豆、红薯、苦瓜、苦菊等泻火利湿益心气。

2. 护脾阳

夏季养生原则是养阳，若过食生冷寒凉之品，会损害脾胃，尤其是伤脾阳导致孩子的消化吸收能力下降，免疫力下降。夏季瓜果多寒凉，特别是虚寒体质或体内湿重的孩子要尽量少吃或不吃。

3. 防暑

立夏之后气温升高，天地间暑气渐盛。孩子在户外活动时要注意对暑邪的防范。可以在家常备薄荷膏清凉开窍；藿香正气水解暑化湿。同时注意孩子户外玩耍的时间及程度。可用酸梅、冰糖煎水代茶饮，解暑热之时可养阴益气。

二、立夏节气推拿组穴

1. 推小肠100～500次

主治：小便赤色，水泻，午后潮热，口舌糜烂。

操作部位：小指尺侧边缘，自指尖至指根。

手法：术者右手拇指自孩子小指指根向指尖直推为清，称为清小肠；反之为补，称补小肠，推100～

500次。

作用：多为清法，主要用于小便短赤不利或尿闭、泄泻等，有清热利尿，泌别清浊的作用。

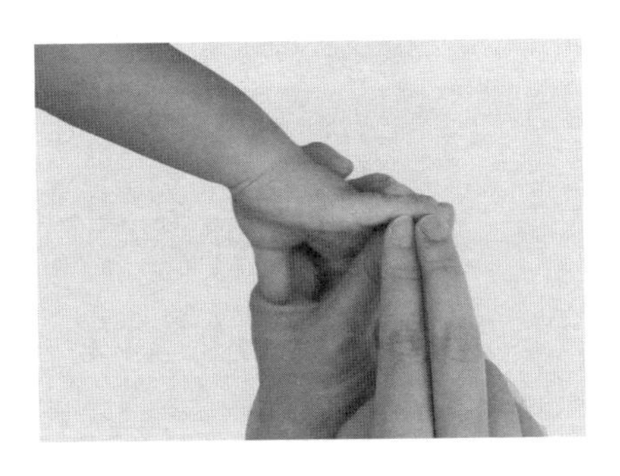

图2-31　推小肠

2. 揉足三里100～300次

主治：腹胀，腹痛，呕吐，泄泻，下肢痿软。

操作部位：外侧膝眼（膝盖外侧凹陷）下3寸，胫骨外侧约1横指处。

手法：术者拇指指甲掐10次。也可用揉法。

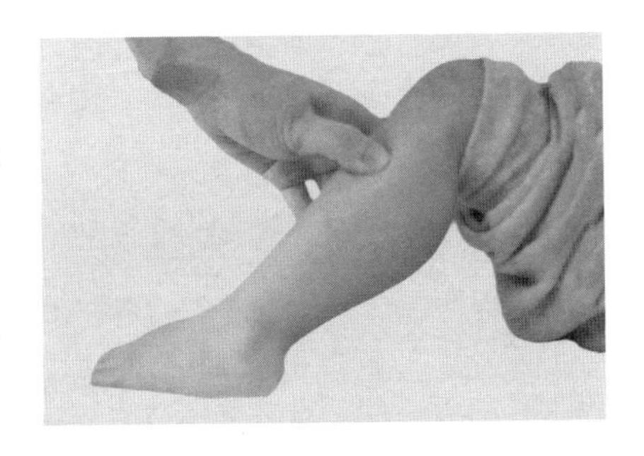

图2-32　足三里

作用：掐足三里多用于治疗消化道疾病，配合推天柱骨100次一起使用，可治疗孩子呕吐。

3. 揉脾俞50～100次

主治：呕吐，腹泻，疳积，食欲不振，黄疸，水肿，慢惊风，四肢乏力。

操作部位：在背部，第11胸椎棘突下，旁开1.5寸。

手法：术者两手四指抚孩子胁下，再以两手拇指指腹揉，揉50～100次。也可以用按法、提法。

作用：按揉脾俞可治疗孩子厌食，先用两手拇指指腹按压脾俞，一按一松，操作20次左右，再用拇指指腹按揉脾俞。

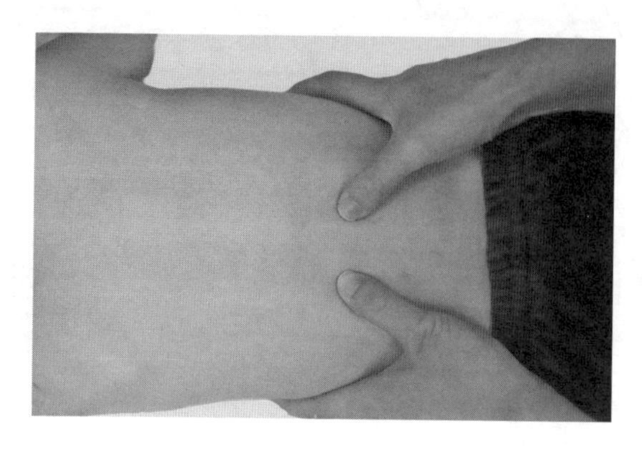

图2-33 脾俞

4. 揉胃俞50～100次

主治：胃脘痛，呕吐，腹胀，肠鸣等脾胃疾病，胸胁痛。

操作部位：在背部，12胸椎棘突下，旁开1.5寸。

手法：术者两手四指抚孩子胁下，再以两手拇指指腹揉，揉50～100次。也可以用重提胃俞，术者两拇指和食指指腹相对用力夹持穴位反复做提起、放下的动作，重提5～10次。

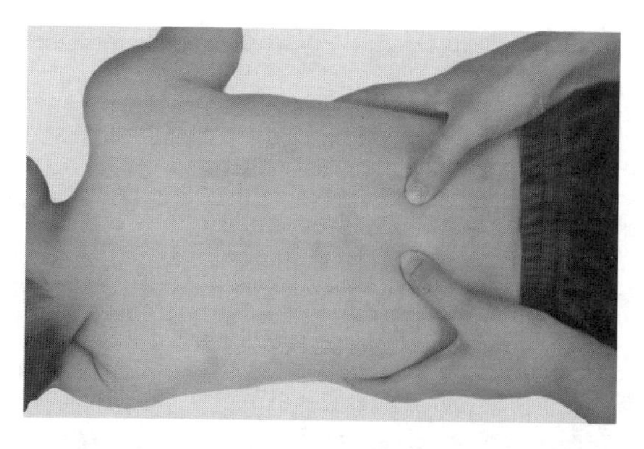

图2-34 胃俞

作用：按揉胃俞可有效地缓解因脾胃不和造成的呕吐腹胀等。若孩子积食较重，除了配合摩腹、摩中脘，也可选择胃俞挤痧。

5. 揉太冲100～200次

主治：头痛，眩晕，目赤肿痛，烦躁易怒，夜眠不安，呕吐吞酸，腹胀腹痛等肝胃不和病症。

操作部位：足背侧，第1、第2跖骨结合部之前凹陷处。

手法：用拇指指腹揉，揉100～200次，也可以用按法。

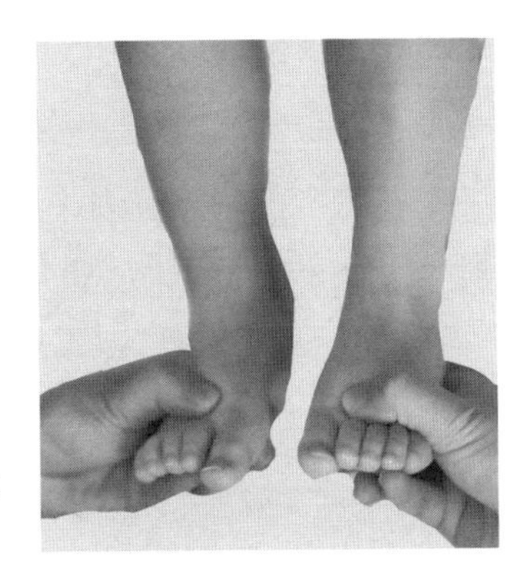

图2–35　太冲

作用：按揉太冲可治疗孩子肝胃不和引起的呕吐及腹痛腹胀，用拇指指腹按压太冲，然后用两手拇指腹揉太冲。

三、立夏节气膳食调理

1. 百合莲子羹

食材：银耳花3朵，莲子20克，干百合20克，冰糖30克，枸杞10克，清水适量。

做法：把银耳用温水泡发约0.5小时后剪去根部，然后用手撕成小片；莲子、百合和枸杞温水泡发；把撕开的银耳放入砂煲内，倒入清水，开大火煮开后转文火煲2.5小时；待银耳煮至浓稠，放入冰糖，倒入莲子，小火煮半小时；放入百合和枸杞再煮15分钟左右即可。

功效：银耳味甘性平，滋阴润肺；莲子味甘、涩，性平，滋阴益气、健脾止泻；百合味甘性寒，可清心安神、养阴润肺。

2. 甘草酸梅汤

食材：乌梅30克，炙甘草6克。

做法：乌梅用凉开水洗净；炙甘草用凉开水洗净；把乌梅和炙甘草放进能耐热的玻璃容器中，倒入开水；将乌梅和炙甘草浸泡10分钟以上，等焖出乌梅的酸味即可开喝。

功效：解暑、益气生津解渴。

第八节　小满

节气介绍

四月中，小满者，物至于此小得盈满。小满的含意是指此时自然界的植物都比较丰满和茂盛了。此时南方暖湿气流活跃，降雨多、雨量大，小满也反映了降雨的气候特征。

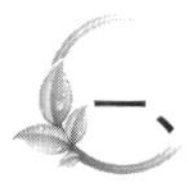

一、小满节气养护特点

1. 养心清心

在中医理论中，心对应“夏”，此节气天气炎热，要防止心火过旺。在日常生活中，保持心情舒畅、气血和缓以养心。另外心与小肠相表里，小满节气湿热、心火加重，小肠积热，会出现小便黄短、舌红苔黄、大便秘结、口舌生疮，应少吃辛热之品。

2. 食苦吃酸

苦味的食物入心经、脾胃经，能清热解暑、泄热养阴，可适当吃一些苦味的食物，如苦瓜、莲子、芥蓝、生菜等。另外孩子在夏天常常食欲不振，可添加一些酸性食物如乌梅、山楂、柠檬、番茄，有助于孩子健胃消食，而且还能敛汗止泻祛湿。

3. 预防皮肤病

湿邪为六淫之一，最易伤及人体脾脏，脾主皮毛，喜燥而恶湿，小满时节天气闷热潮湿，孩子容易出现皮肤病；故此时中医养生应以健脾利湿、清心祛暑、和胃养阴为原则。

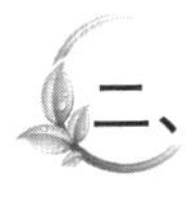

二、小满节气推拿组穴

1. 清肺经100～500次

主治：肺火旺等。

操作部位：无名指掌面末节。

手法：术者右手拇指自孩子无名指掌面末节横纹起推至指尖为清肺经，推100～500次，反之为补。

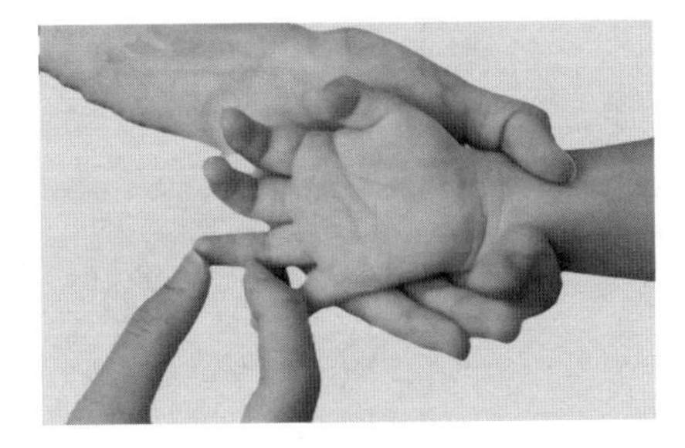

图2-36　清肺经

作用：孩子如有鼻炎、感冒、流涕等症状，都与肺部火气有关，在治疗时相应地配合头面部四大手法各50～100次。清肺经100～500次，再根据病因酌情加减处方。

2. 清小肠100～500次

主治：小便赤色，水泻，午后潮热，口舌糜烂。

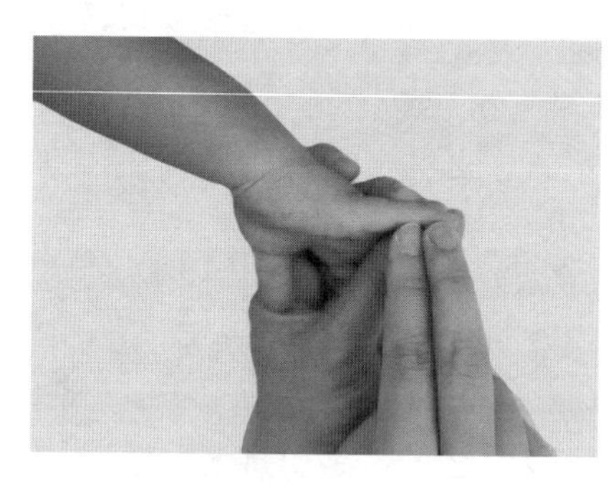

图2-37　清小肠

操作部位：小指尺侧边缘，自指尖至指根。

手法：术者右手拇指自孩子小指指根向指尖直推为清，称为清小肠；反之为补，称补小肠，推100～500次。

作用：多用清法，主要用于小便短赤不利或尿闭、泄泻等，有清热利尿、泌别清浊的作用。

3. 清大肠100～500次

主治：泄泻，痢疾，便秘，腹痛，脱肛，肛门红肿。

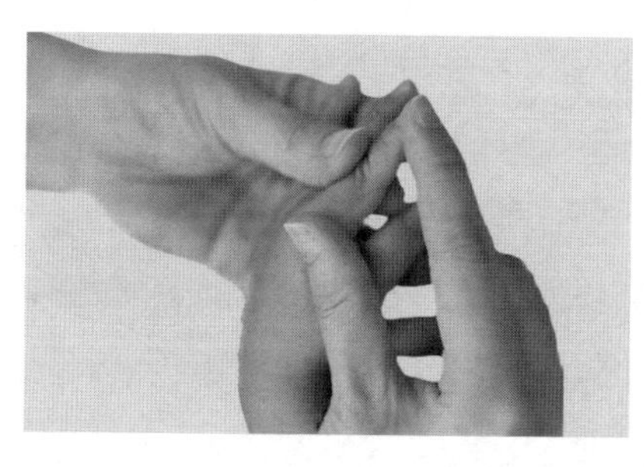

图2-38　清大肠

操作部位：食指桡侧缘，自指尖至虎口呈一直线。

手法：术者右手拇指桡侧面，自孩子虎口推至食指指尖为清大肠，反之为补。

作用：临床常用大肠穴治痢疾、便秘。

4. 清天河水100～500次

主治：一切热证，内热，潮热，外感发热，烦躁不安，口渴，弄舌，惊风，痰喘，咳嗽。

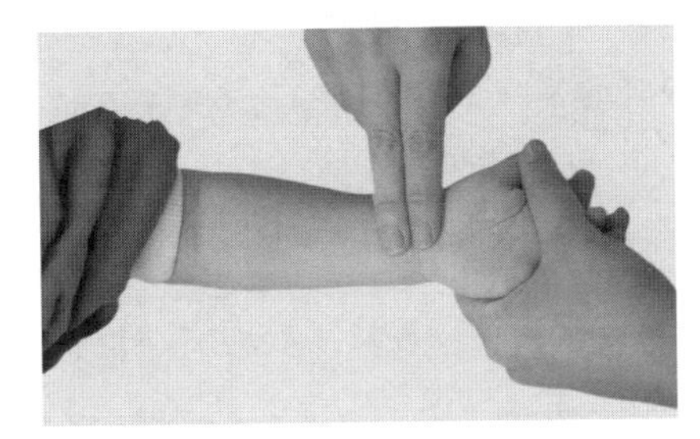

图2-39　清天河水

操作部位：在前臂内侧正中，自腕横纹至肘横纹呈一直线。

手法：术者食、中二指指腹沿孩子前臂正中线，从腕横纹起推至肘横纹，推100～500次。

作用：对于外感风寒的发热，用清天河水推100～500次后，孩子开始出汗，热开始退。

5. 掐揉曲池100～500次

主治：感寒身热，嗳气，腹痛，呕吐泄泻，咽喉肿痛。

操作部位：在肘弯横纹头凹陷中。

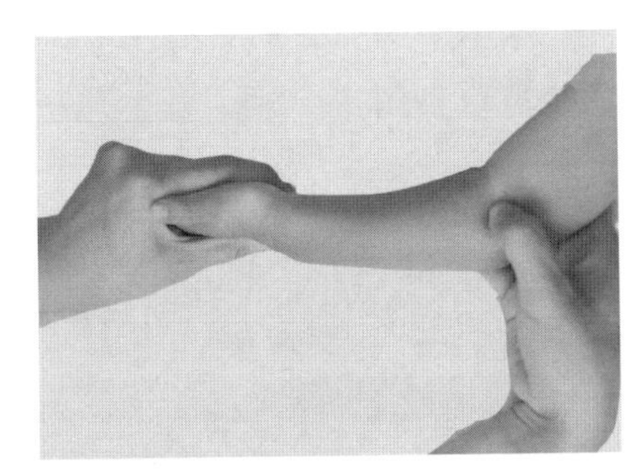

图2-40　曲池

手法：术者一只手使孩子屈肘，另一只手握住孩子肘部，以拇指指甲掐之，继而揉之，掐3～5次，揉100～500次。也可用拿法。

作用：治疗感冒常与开天门、推坎宫、运太阳、清天河水等同用。

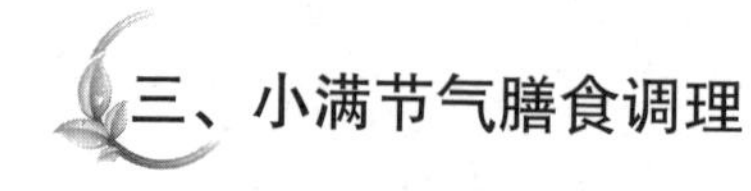

三、小满节气膳食调理

1. 冬瓜荷叶汤

食材：鲜冬瓜500克，鲜荷叶1张。

做法：将冬瓜削去皮，去瓤、籽，切成块状。将鲜荷叶洗净，切成丝，二者同放入汤锅中，加水适量，先用大火，煮沸后改用小火，煮熟用精盐调好味即成。

功效：此汤有清热解暑、生津止渴的作用。对口渴心烦及生口疮有食疗的作用。

2. 马蹄藕羹

食材：马蹄250克，莲藕150克。

做法：将马蹄、莲藕分别洗净刮皮，再切成小块。然后将它们放入锅中，加入清水用小火炖煮20分钟。之后加入冰糖继续炖煮10分钟。

功效：具有健脾开胃的功效，夏季因为天热食欲不好的人，可以食用。

第九节　芒种

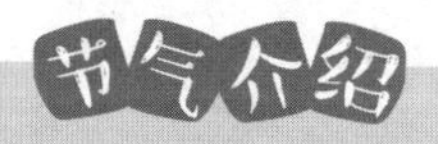

芒种时节适合种植有芒的谷类作物。另外，民间也

称其为“忙种”，有耕种忙碌的意思。芒种至，仲夏始，从这个节气开始，气候炎热，雨水增多，湿度变大，南方将进入多雨的黄梅时节。

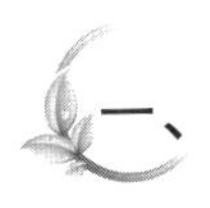

一、芒种节气养护特点

1. 健脾祛湿

中医认为，湿属阴邪，而脾喜燥恶湿，由于芒种比较闷热，故易湿困脾胃，此时孩子出现疲乏无力、睡眠不佳、胃口差、消化能力下降等表现。对此可以吃一些冬瓜、苦瓜、扁豆、薏苡仁等利湿的食物。

2. 忌寒凉

在炎热的天气，孩子往往“贪凉”，喜欢吃冰激凌、冷饮或冰箱里直接拿出来的水果。但太过冰冷的食物会导致脾胃运化功能下降；会刺激胃黏膜，诱发胃肠出现痉挛、腹胀、腹泻等消化道症状。所以，建议有节制地吃冷食。

3. 适当补水

在芒种时节气温升高，孩子的新陈代谢加快，能量消耗大，耗气多，汗出得多，水分自然会流失比较大，因此必须及时补充水分。此时，除了多喝水外，还要多吃一些可祛暑益气、生津止渴的食物，如西红柿、黄瓜、桃子等。

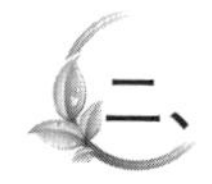

二、芒种节气推拿组穴

1. 清小肠100～500次

主治：小便赤色，水泻，午后潮热，口舌糜烂。

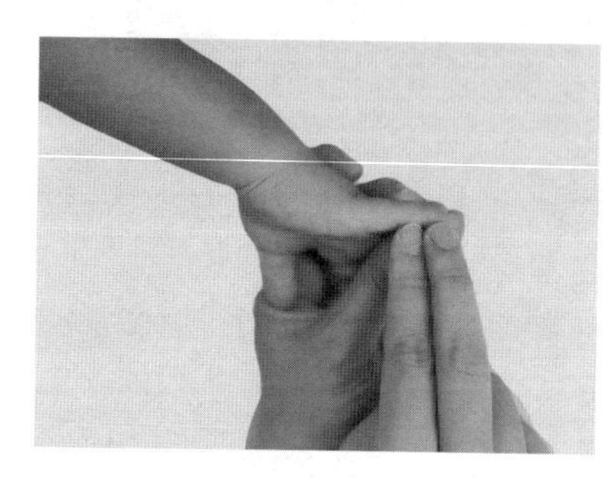

图2-41 清小肠

操作部位：小指尺侧边缘，自指尖至指根。

手法：术者右手拇指自孩子小指指根向指尖直推为清，称为清小肠；反之为补，称补小肠，推100～500次。

作用：多用清法，主要用于小便短赤不利或尿闭、泄泻等，有清热利尿、泌别清浊的作用。

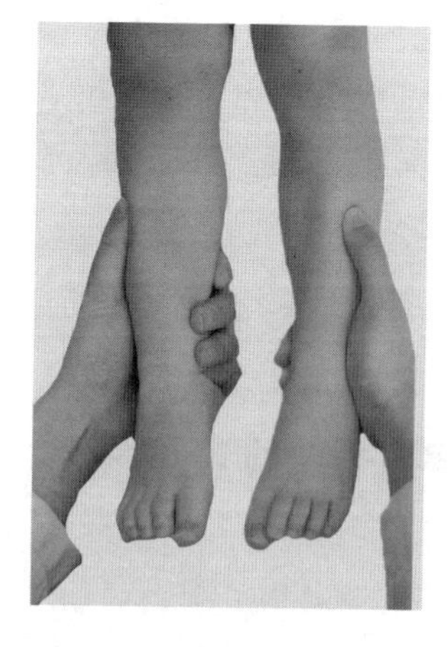

图2-42 丰隆

2. 揉丰隆20～40次

主治：痰鸣气喘。

操作部位：外踝尖上8寸，胫骨前缘外侧1.5寸，胫腓骨之间。

手法：术者拇指或中指指腹揉之，揉20～40次。

作用：脾为生痰之源，在治疗咳嗽时，要兼顾孩子脾胃、清肺经、补脾经等。

3. 揉脾俞50～100次

主治：呕吐，腹泻，疳积，食欲不振，黄疸，水肿，慢惊风，四肢乏力。

操作部位：在背部，第11胸椎棘突下，旁开1.5寸。

手法：术者两手四指抚孩子胁下，再以两手拇指指腹揉，揉50～100次。也可以用按法、提法。

作用：按揉脾俞可治疗孩子厌食，先用两手拇指指腹按压脾俞，一按一松，操作20次左右，再用拇指指腹按揉脾俞。

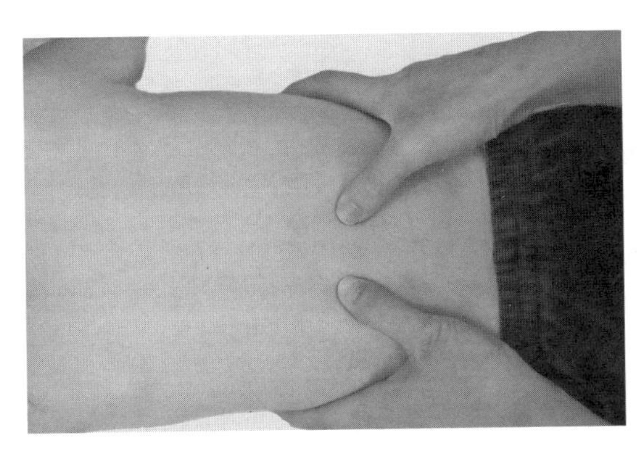

图2-43　脾俞

4. 揉胃俞50～100次

主治：胃脘痛，呕吐，腹胀，肠鸣等脾胃疾病，胸胁痛。

操作部位：在背部，12胸椎棘突下，旁开1.5寸。

手法：术者两手四指抚孩子胁下，再以两手拇指指腹揉，揉50～100次。也可以用重提胃俞，术者两拇指和食指指腹相对用力夹持穴位反复做提起、放下的动作，重提

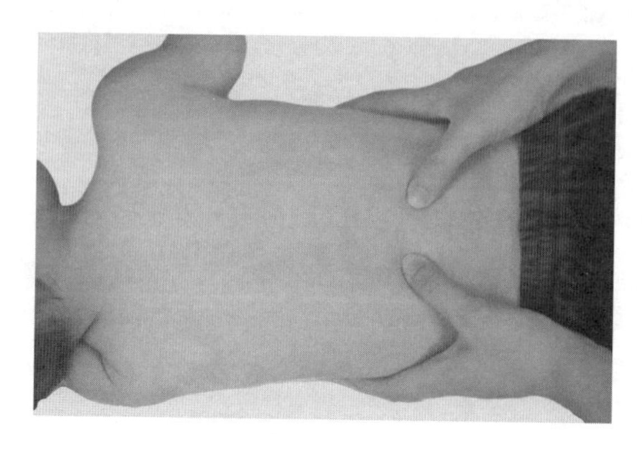

图2-44 胃俞

5～10次。

作用：按揉胃俞可有效地缓解因脾胃不和造成的呕吐腹胀等。若孩子积食较重，除了配合摩腹、摩中脘，也可选择胃俞挤痧。

5. 捏脊5～10次

主治：发热惊风，夜啼，疳积，腹泻，呕吐，便秘。

操作部位：大椎至长强呈一直线。

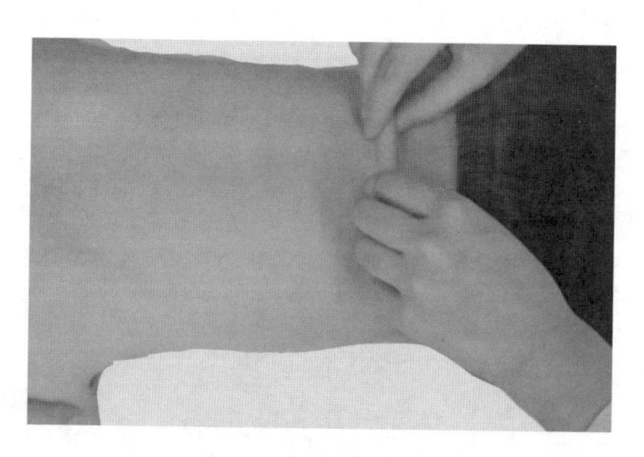

图2-45 捏脊

手法：用捏法自下而上，每捏三下将背脊提一下（捏三提一）。

作用：调阴阳，理气血，和脏腑，通经络，培元气，具有强身健体的功能，用于消化不良、小儿疳积、腹泻等消化系统病症，也是小儿推拿常用的保健手法之一。

三、芒种节气膳食调理

1. 肉酿苦瓜

食材：猪肉300克，苦瓜500克，鸡蛋1个，干香菇3个，食盐、料酒、生抽、水淀粉、料酒等适量。

做法：将苦瓜洗净切段，下苦瓜段焯水后放入凉水中。猪肉及泡发的香菇剁碎，打入鸡蛋，加入适量生抽，料酒，水淀粉，盐拌肉馅。将肉馅填入苦瓜圈内，大火蒸10分钟。加生抽、淀粉勾芡淋在苦瓜圈上。

功效：苦瓜是一种药、食两用的食疗佳品。生食清暑泻火，解热除烦；熟食能除邪热、解劳乏、清心明目、健脾益气。

2. 薏苡薄荷绿豆汤

食材：薄荷5克，薏仁30克，绿豆60克，冰糖1～2大匙。

做法：薏仁、绿豆均洗净，泡水3小时备用；锅中倒入800毫升水，加入薏仁及绿豆以中火煮开；改小火煮半小时，加入薄荷及冰糖继续煮5～10分钟即可食用。

功效：清热解毒，祛湿止渴消暑。

第十节 夏至

节气介绍

《月令七十二候集解》:“五月中，夏，假也。至，极也，万物于此皆假大而至极也。”夏为大，至为极，万物到此壮大繁茂到极点，阳气也达到极致。

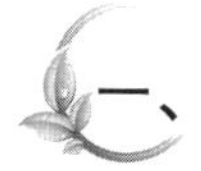

一、夏至节气养护特点

1. 忌肥厚

夏至时节的暑、湿气候易致使脾胃正气不足，胃肠功能紊乱。所以在饮食上应少吃油腻、油炸的食物，并以少量多餐为原则。以汤、羹、汁等汤水较多、清淡而又能促进食欲、易消化的膳食为主。

2. 适当吃酸，健胃消食

在炎热的夏天孩子常常会出现胃口差、食欲不振的表现，针对这个现象我们可以给孩子吃一些酸性食物如山楂、乌梅、番茄等，有助于孩子健胃消食，敛汗止泻祛湿。

3. 防空调病

孩子由于贪图凉爽，一热就开空调，易导致空调病的发生，引起感冒、发烧、拉肚子、肺炎等。针对“空调病”，我们可以做到以下几点：注意调整室内外温差（一般不超过8～10℃为好），空调风速不宜过大；在空调房间可以加一件披肩，避免肩背长时间直吹空调，温度以孩子颈部温热为宜；使用空调过程中定期开窗通风，保持室内空气相对清新并及时排出致病微生物；另外空调的除湿功能易导致孩子口干舌燥，可以给孩子喝一些菊花茶、金银花茶等。

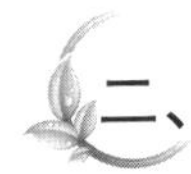

二、夏至节气推拿组穴——防空调病

1. 按大椎穴30～50次

主治：发热，项强，咳嗽，感冒，百日咳。

定位：第七颈椎棘突下凹陷中。

手法：术者中指指腹按或揉，按揉30～50次，也可用拿法。

作用：治疗风寒感冒时，术者应先将两手掌心搓热，然后按揉孩子脖颈大椎的位置，效果更好。

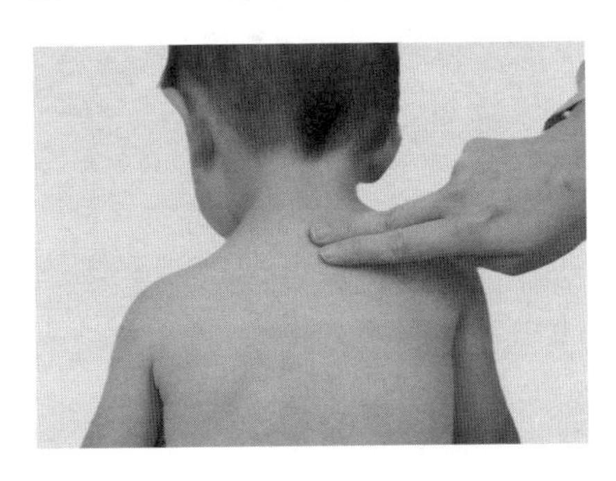

图2-46　大椎

2. 揉肺俞50～100次

主治：咳嗽，痰鸣，胸闷，胸痛，发热。

定位：第三胸椎棘突下，旁开1.5寸。

手法：术者两手四

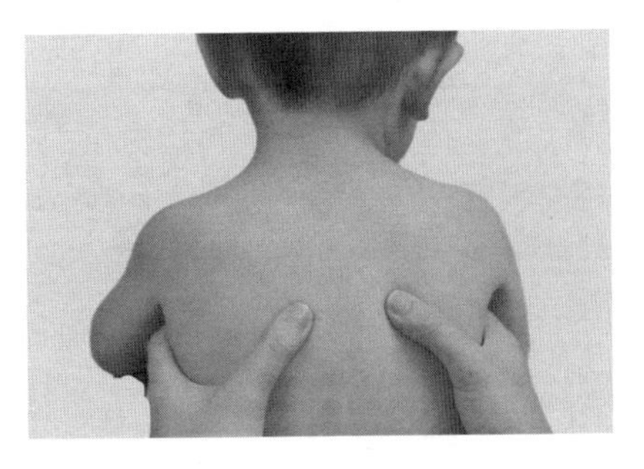

图2-47　肺俞

指扶孩子肩，再以两手拇指指腹揉，揉50～100次，称揉肺俞。

作用：孩子咳嗽不止时，术者每天揉100～200次，可以止咳。按揉时手指可蘸一些姜葱水，增强疗效。

3. 拿肩井10～20次

主治：感冒，惊厥，上肢抬举不利。

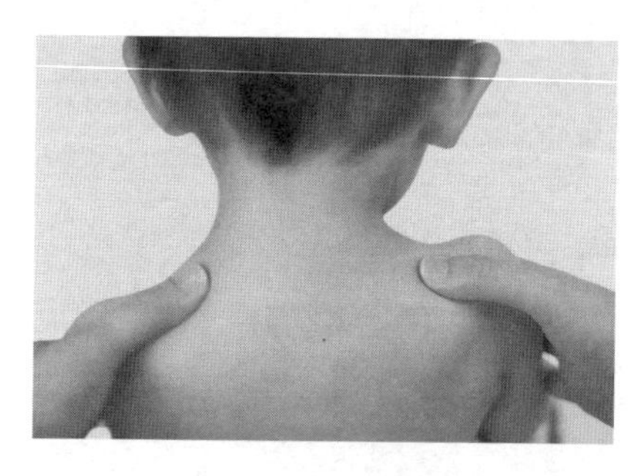

图2-48　肩井

定位：在大椎与肩峰连线之中点，肩部筋肉处。属足少阳胆经。

手法：用拇指与食、中二指对称用力提拿肩部肌肉，称为拿肩井。

作用：按、拿肩井能宣通气血，发汗解表，临床常与四大手法相配合，多用于治疗外感发热无汗、肩臂疼痛、颈项强直等。

4. 按揉天突30～50次

主治：痰壅气急，咳喘胸闷，咳痰不爽，恶心呕吐，咽痛。

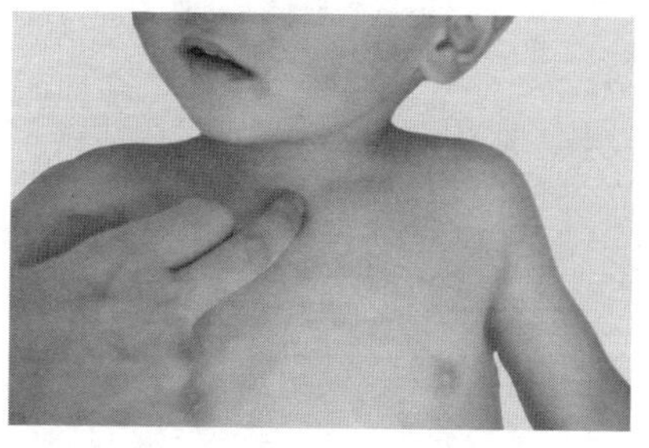

图2-49　天突

定位：胸骨切迹上缘凹陷正中，属任脉。

手法：术者中指指腹揉之，或先按继而揉之，揉30～50次，又称按揉天突。也可用捏挤法。

作用：治疗咳嗽时可采用术者一边揉天突，孩子一边吐气的方法，重复数次就能起到止咳功效。

5. 捏脊5～10次

主治：发热惊风，夜啼，疳积，腹泻，呕吐，便秘。

操作部位：大椎至长强呈一直线。

手法：用捏法自下而上，每捏三下将背脊提一下（捏三提一）5～10次。

作用：调阴阳，理气血，和脏腑，通经络，培元气，具有强身健体的功能，用于消化不良、小儿疳积、腹泻等消化系统病症，也是小儿推拿常用的保健手法之一。

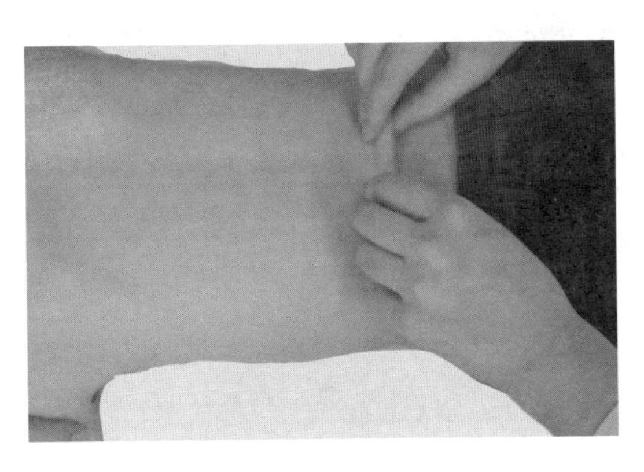

图2-50　捏脊

三、夏至节气膳食调理

1. 冬瓜赤豆粥

食材：冬瓜200克去皮切丁，赤小豆30克，粳米50克。

做法：将赤小豆加水煮沸后放入粳米、冬瓜和冰糖适量同煮成粥。

作用：具有利小便、消水肿、解热毒、止烦渴之功效，适合孩子夏季食用。

2. 番茄蛋花汤

食材：番茄2个，鸡蛋2个，盐、淀粉、葱适量。

做法：西红柿清净切丁；鸡蛋搅成蛋液。锅中放适量油，加入西红柿翻炒至发软出汁。加入一碗水、适量盐，大火烧开。加两小勺的淀粉溶于凉水中，倒入西红柿汤中，继续用大火烧开。将蛋液倒入汤中，继续烧开后即可以关火，撒入葱花即可。

作用：番茄果肉中含有助消化的柠檬酸、苹果酸，常吃有开胃作用。

第十一节 小暑

节气介绍

《月令七十二候集解》:“六月节……暑，热也，就热之中分为大小，月初为小，月中为大，今则热气犹小也。”暑，表示炎热的意思。进入小暑时节，盛夏开始，气温升高。小暑之后，逐渐进入三伏。按照传统中医理论，三伏天是冬病夏治最好的时候。

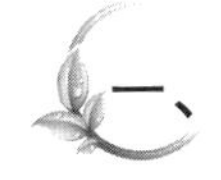

一、小暑节气养护特点

1. 适当午休

夏日昼长夜短，能量消耗大，且心经旺盛的时间是11～13点，因此在此时可以适当小睡一会儿，可让心脏得到天地之气的滋补，有利于保养心气、清降心火，抗疲劳。

2. 注意防暑

小暑时节天气炎热，更易发生中暑。所以尽量避开午后太阳热辣时外出。日常运动尽量调整在清晨或是晚上天气较凉爽时进行。若外出一定要做好防暑工作，带好遮阳工具，多喝水。日常要常备防中暑的药品。孩子一旦发生中暑，第一时间就医。

3. 冬病夏治

小暑之后，逐渐进入三伏。三伏天是调体质的大好时机，尤其是对于偏虚寒型体质，冬季容易反复感冒、过敏性鼻炎、咳嗽、哮喘、吃东西容易拉肚子的孩子，适合在此时进行排寒调理。可运用穴位敷贴或是小儿推拿的方法来温阳益气、通经活络、祛风散寒、调节阴阳，固卫强体。

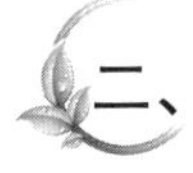

二、小暑节气推拿组穴——儿童冬病夏治调理

1. 掐揉曲池100～500次

主治：感寒身热，嗳气，腹痛，呕吐泄泻，咽喉肿痛。

部位：在肘弯横纹头凹陷中。

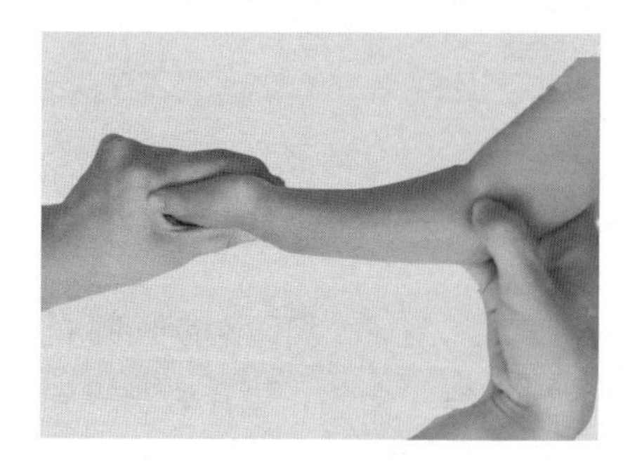

图2-51 曲池

手法：术者一只手使孩子屈肘，另一只手握住孩子肘部，以拇指指甲掐之，继而揉之，掐3～5次，揉100～500次。也可用拿法。

作用：治疗感冒常与开天门、推坎宫、运太阳、清天河水等同用。

2. 补脾经100～500次

主治：食欲不振，肌肉消瘦，消化不良等症。

部位：拇指桡侧自指尖至指根处。

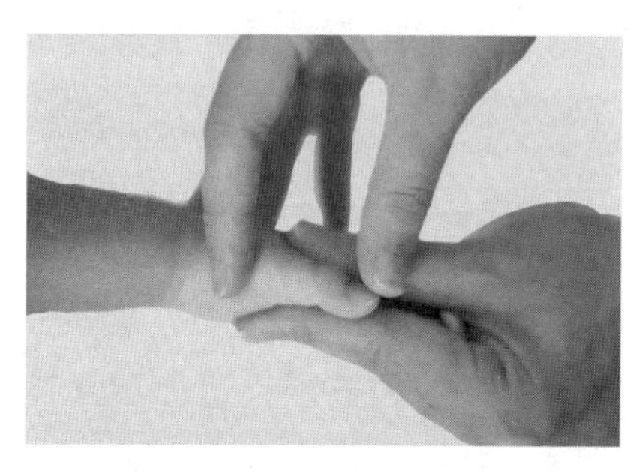

图2-52 补脾经

手法：使孩子微屈拇指，术者自指尖推至指跟称补脾经。反之为清。

作用：中医将孩子厌食归结为脾胃问题，先补脾经，再配合清胃经、清大肠各100～500次，顺时针摩腹300～500次，捏脊3～6次，可调理孩子脾胃，增进孩子食欲。

3. 补肺经100～500次

主治：肺气虚弱，自汗等。

定位：无名指掌面末节。

手法：术者右手拇指自孩子无名指指尖起推至掌面末节横纹为补，名补肺经，推100～500次，反之为清。

作用：孩子如有鼻炎、感冒、流涕等症状，都与肺部火气有关，在治疗时相应地配合头面部四大手法（开天门、推坎宫、运太阳、耳后高骨）各50～100次。清肺经100～500次，再根据病因酌情加减处方。

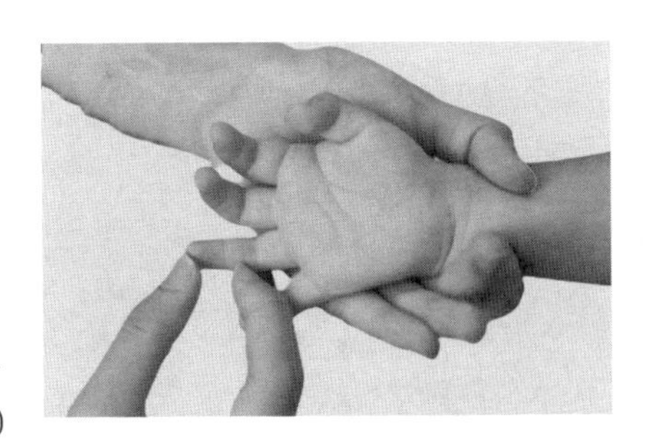

图2-53　补肺经

4. 顺运内八卦100～300次

主治：咳嗽，呕吐，泄泻，腹胀，食欲不振，恶寒，发热。

部位：以手掌为圆心，以圆心至中指跟横纹约2/3距离为半径画圆，八卦穴即在此圆圈上。

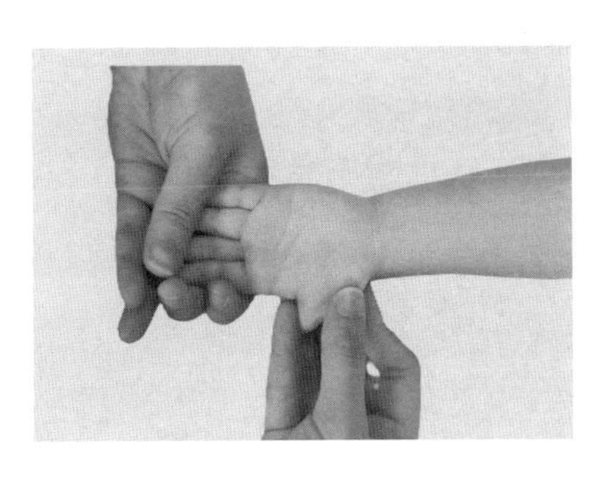

图2-54　运八卦

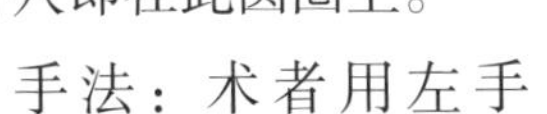

手法：术者用左手持孩子左手四指，使掌心向上，同时拇指按定离卦（对中指者）。右手拇指自乾卦开始向坎卦（对小天心者）运至兑卦（指侧半圆的中点），为顺运八卦；自乾卦开始向兑卦运至坎卦，为逆运八卦。运至离卦时，应从左手拇指上运过。

作用：顺时针运为止咳化痰，行滞消食；逆时针运为和胃降逆止呕，日常生活中逆运使用频率较高。

5. 推揉膻中20～30次

主治：胸闷气喘，呕吐呃逆，痰喘咳嗽。

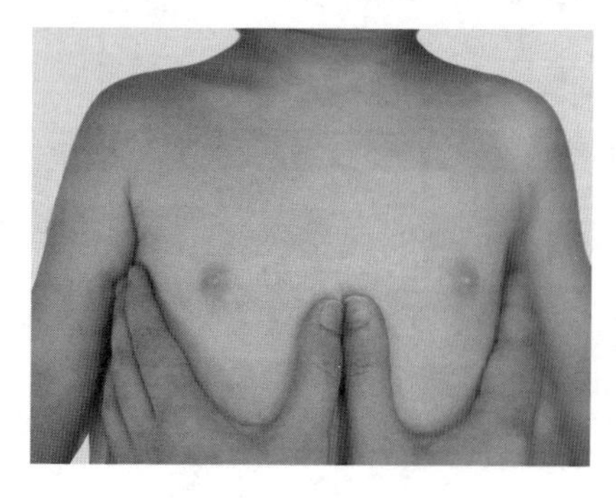

图2-55 膻中

部位：两乳头连线中点凹陷处。

手法：术者两手四指抚孩子两胁，两拇指同时于膻中向左右分推20～30次；再以食、中指由胸骨柄向下推至膻中，推20～30次。

作用：本穴为治疗呼吸系统疾病的常用穴，临床上还常在此穴拔罐，治疗小儿急性支气管炎。

三、小暑节气膳食调理

1. 荷叶绿豆汤

食材：鲜荷叶一张，绿豆30克，冰糖15克。

做法：取鲜荷叶一张，绿豆30克，冰糖15克。将荷叶加水煮，取煎汁煮绿豆至豆开花，加冰糖煮片刻，食用。

功效：有祛暑解热的作用。

2. 百合枸杞子肉粥

食材：鲜百合20克，枸杞10克，猪肉碎丁30克，大米50克。

做法：将米煮成粥，然后放入百合、枸杞、猪肉碎丁一起煮至熟为止。

功效：适合睡觉多汗，容易心烦，易口渴、舌红、舌苔少的孩子。

第十二节　大暑

节气介绍

《管子》曰:“大暑至，万物荣华。”大暑正值“中伏”前后，是一年中最热的时期。在我国很多地区，经常会出现摄氏40℃的高温天气，气温最高，农作物生长最快。在这酷热难耐的季节，防暑降温工作不容忽视。

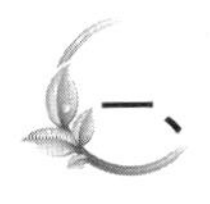

一、大暑节气养护特点

1. 清热解暑

大暑时节常极端热，晴朗时酷热难耐，更容易耗伤人体的气津，中暑人数明显增多。因此我们要做好防暑工作，外出活动避开最高气温段，避免烈日下暴晒，及时补水。在饮食方面可以喝些绿豆汤、薄荷荷叶粥，可以有效地防暑降温，避免发生中暑。

2. 少吃冷食

生冷寒凉之品会导致寒邪凝滞，造成胃肠功能紊乱，因此不能任由孩子的口腹之欲，应限制冰激凌、冷饮的摄入，防止过量损伤脾胃。

3. 药食同粥

李时珍认为:“粥与肠胃相得，最为饮食之妙也。”药粥对脾胃功能虚弱的儿童是非常合适的。《医药六书》曰:“粳米粥为资生化育坤丹，糯米粥为温养胃气妙品”。另外绿豆粥可消暑利尿，薏米扁豆粥可健脾祛湿，沙参玉竹粥可益气养阴。

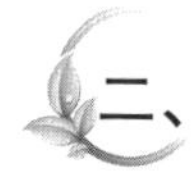

二、大暑节气推拿组穴

1. 补脾经100～500次

主治：食欲不振，肌肉消瘦，消化不良等症。

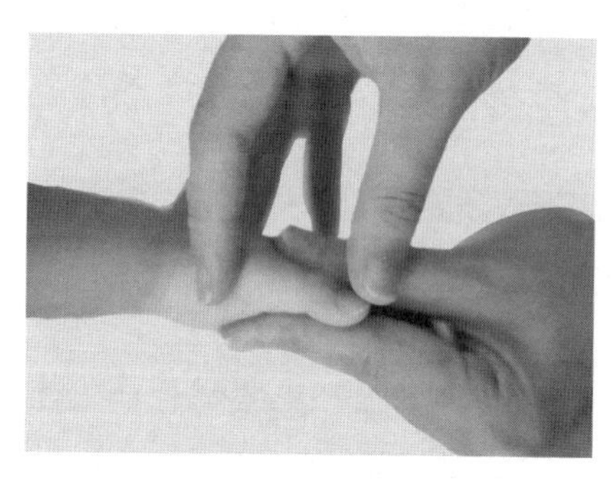

图2-56　补脾经

操作部位：拇指桡侧自指尖至指根处。

手法：使孩子微屈拇指，术者自指尖推至指跟称补脾经。反之为清。

作用：中医将孩子厌食归结为脾胃问题，先补脾经，再配合清胃经、清大肠各100～500次，顺时针摩腹300～500次，捏脊3～6次，可调理孩子脾胃，增进孩子食欲。

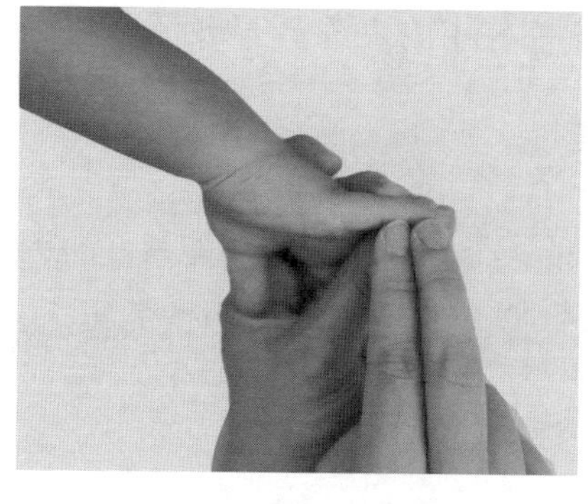

图2-57　清小肠

2. 清小肠100～500次

主治：小便赤色，水泻，午后潮热，口舌糜烂。

部位：小指尺侧边缘，自指尖至指根。

手法：术者右手拇指自孩子小指指根向指尖直推为清，称为清小肠；反之为补，称补小肠，推100～500次。

作用：多为清法，主要用于小便短赤不利或尿闭、泄泻等，有清热利尿，泌别清浊的作用。

3. 清天河水100～500次

主治：一切热证，内热，潮热，外感发热，烦躁不安，口渴，弄舌，惊风，痰喘，咳嗽。

部位：在前臂内侧正中，自腕横纹至肘横纹呈一直线。

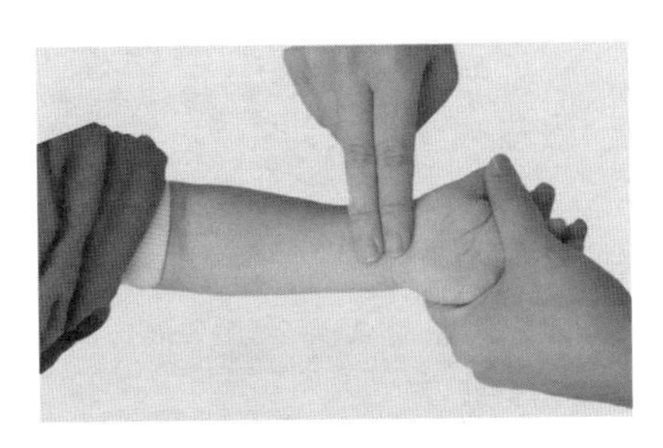

图2-58　清天河水

手法：术者食、中二指指腹沿孩子前臂正中线，从腕横纹起推至肘横纹，推100～500次。

作用：对于外感风寒的发热，用清天河水推100～500次后，孩子开始出汗，热开始退。

4. 揉足三里100～300次

主治：腹胀，腹痛，呕吐，泄泻，下肢痿软。

操作部位：外侧膝眼（膝盖外侧凹陷）下3寸，胫骨外侧约1横指处。

手法：术者拇指指甲掐10次。也可用揉法。

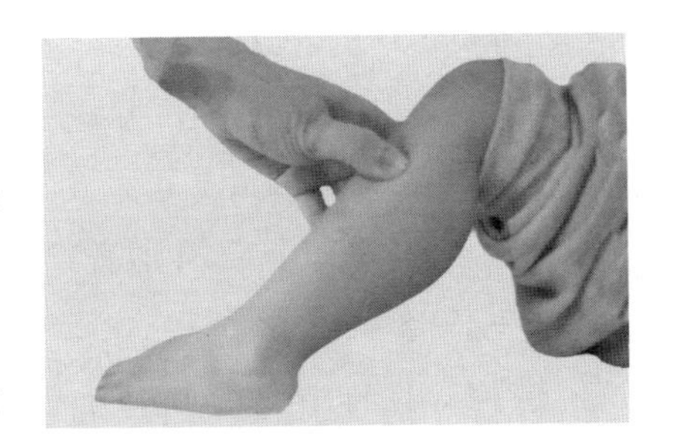

图2-59　足三里

作用：掐足三里多用于治疗消化道疾病，配合推天柱骨100次一起使用，可治疗孩子呕吐。

5. 揉小天心100～300次

主治：惊风，抽搐，烦躁不安，夜啼，小便赤涩，目斜视，目赤痛。

定位：在掌根，大小鱼际交接之凹陷中。

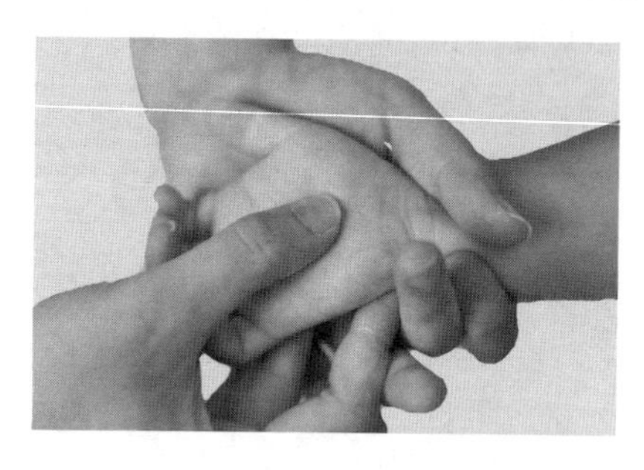

图2-60 小天心

手法：术者左手握住孩子手，右手拇指置于穴位上揉300次。

作用：有清热镇惊的作用，可有效解决孩子晚上睡不着，在床上翻来翻去的问题。

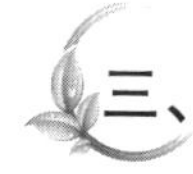

三、大暑节气膳食调理

1. 香荷饮

原料：香薷［xiāng rú］10克，荷叶10克（或鲜荷叶30克），陈皮10克，薄荷5克。

制法：将香薷、荷叶、陈皮三味药煎煮30分钟左右，再加入薄荷煮5分钟即可，可适当加些白糖调味。

功效：代茶饮，具有消暑理气、祛湿解表的功效。

2. 橘皮茶

原料：橘皮10克（鲜皮加倍），冰糖适量，用开水浸泡后代茶饮。

功效：具有理气开胃、燥湿化痰的功效，适用于暑湿所致的脘腹胀满、饮食无味者食用。

第十三节　立秋

节气介绍

立秋，标志着秋天的开始。气温在立秋后逐渐下降，天气湿热交替，容易导致脾胃受到损伤，进而影响营养的吸收。《黄帝内经》：“秋伤于湿，冬必咳嗽。”秋湿致咳，先伏与脾土，留于体内，冬寒外诱，湿邪上逆而咳。因此，在此时就要注意调养脾胃，预防胃肠疾病的发生。

一、立秋节气养护特点

1. 调养脾胃

立秋开始，昼夜温差逐渐变大，湿热交替，容易造成孩子脾胃受损，此时可吃些绿豆、淮山、莲子、芡实、薏苡仁等清热利湿健脾；另外要防止腹部着凉而引起腹泻等消化系统疾病。

2. 防悲秋

中医认为，秋应于肺，在志为悲，进入立秋以后，阳气渐收，阴气渐长，大家在此时易产生悲伤情绪。我们可以带孩子爬爬山、晒晒太阳，加强日照和光照来提升孩子的阳气，使孩子心胸开阔，平静舒畅。

3. 防秋老虎

虽然天气开始逐渐转凉，但因为受副热带高压的影响，会有短期的气温回升，也就是“秋老虎”。此时会重新出现暑热天气，呈现中午热、早晚凉的状态，且气候干燥。因此白天我们要注意防暑，外出带好遮阳物品，及时补水；孩子要随天气变增减衣物，但不宜太多，以免影响机体对气候转冷的适应能力；睡觉时要护住胸背。

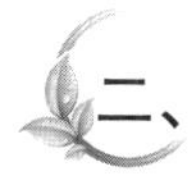

二、立秋节气推拿组穴——秋季腹泻

秋季要注意调养脾胃，推荐秋季腹泻推拿手法。

1. 补肺经 100～500 次

主治：肺气虚弱，自汗等。

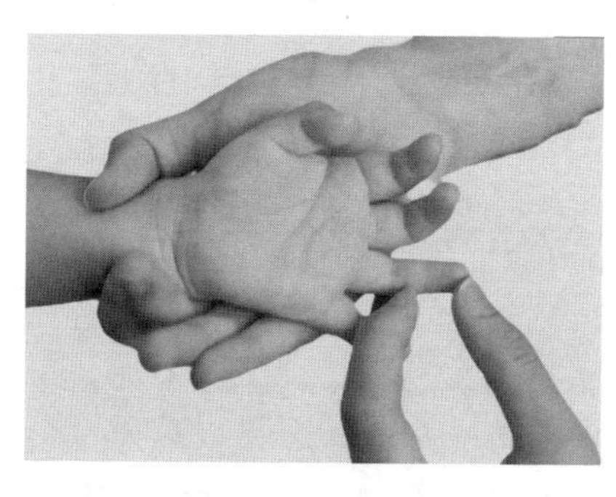

图2-61　补肺经

定位：无名指掌面末节。

手法：术者右手拇指自孩子无名指指尖起推至掌面末节横纹为补，名补肺经，推100～500次，反之为清。

经验：孩子如有鼻炎、感冒、流涕等症状，都与肺部火气有关，在治疗时相应地配合头面部四大手法各50～100次。清肺经100～500次，再根据病因酌情加减处方。

2. 清补大肠100～500次

主治：泄泻，痢疾，便秘，腹痛，脱肛，肛门红肿。

部位：食指桡侧缘，自指尖至虎口呈一直线。

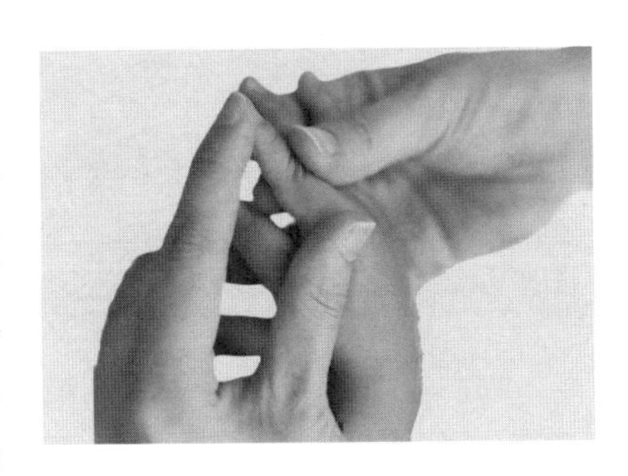

图2-62　清补大肠

手法：术者右手拇指桡侧面，自孩子虎口推至食指指尖为清大肠，反之为补。来回推为清补大肠。

经验：临床常用大肠穴治痢疾，便秘。

3. 揉中脘100～200次

主治：胃脘痛，腹痛，腹胀，食积，呕吐，泄泻，食欲不振，打嗝。

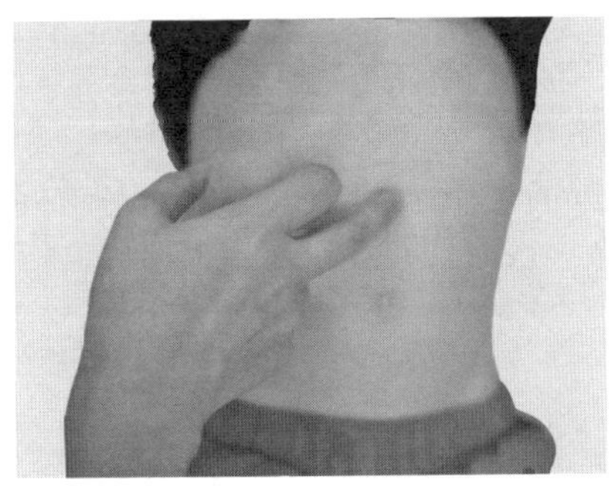

图2-63　中脘

定位：脐上4寸，胸骨下端剑突至脐连线的中点。

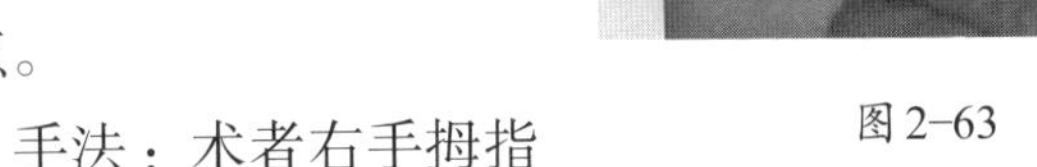

手法：术者右手拇指或四指按而揉之，揉100～200次。也可用摩法。

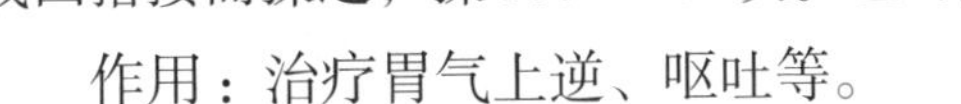

作用：治疗胃气上逆、呕吐等。

4. 揉脾俞50～100次

主治：呕吐，腹泻，疳积，食欲不振，黄疸，水肿，慢惊风，四肢乏力。

操作部位：在背部，第11胸椎棘突下，旁开1.5寸。

手法：术者两手四指抚孩子胁下，再以两手拇指指腹

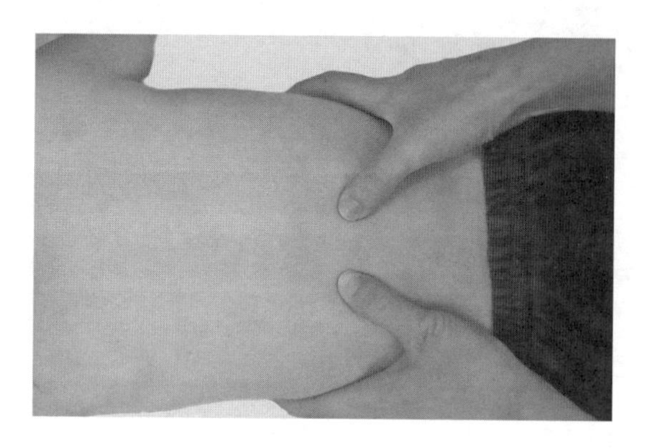

图2-64　脾俞

揉，揉50～100次。也可以用按法，提法。

作用：按揉脾俞可治疗孩子厌食，先用两手拇指指腹按压脾俞，一按一松，操作20次左右，再用拇指指腹按揉脾俞。

5. 揉胃俞50～100次

主治：胃脘痛，呕吐，腹胀，肠鸣等脾胃疾病，胸胁痛。

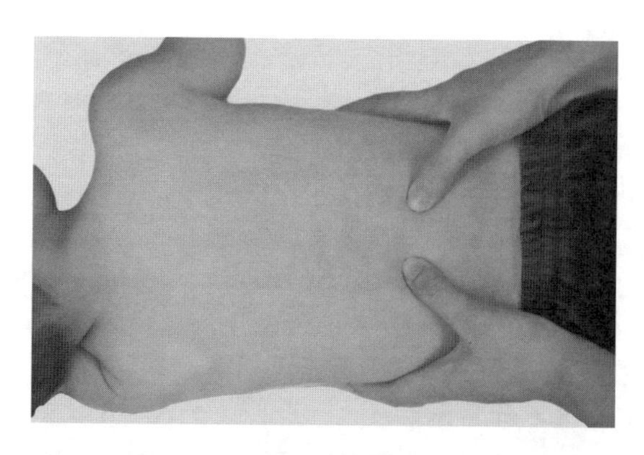

图2-65　胃俞

操作部位：在背部，12胸椎棘突下，旁开1.5寸。

手法：术者两手四指抚孩子胁下，再以两手拇指指腹揉，揉50～100次。也可以用重提胃俞，术者两拇指和食指指腹相对用力夹持穴位反复做提起，放下的动作，重提5～10次。

作用：按揉胃俞可有效地缓解因脾胃不和造成的呕吐腹胀等。若孩子积食较重，除了配合摩腹、摩中脘，也可选择胃俞挤痧。

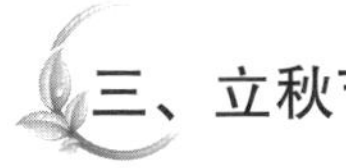

三、立秋节气膳食推荐

1. 三豆汤

原料：绿豆20克，红豆20克，黑豆20克，冰糖适量。

制法：将豆子洗净，清水浸泡两个小时。将三豆放入锅中，加入适量清水，用大火烧滚后转小火慢煮一个小时，待豆子开花后放入冰糖，继续煮10分钟。

功效：清热解毒、健脾利湿。

2. 白扁豆猪骨汤

原料：猪骨350克，白扁豆30克，莲子8粒，生姜适量，红枣6个。

制法：白扁豆提前泡上3小时，莲子洗净泡10分钟；姜切片，葱洗好；流水15分钟把排骨冲洗至白色；放入排骨和葱姜加水1 200毫升，大火煮至水开；用勺子撇去浮上表面的白色泡沫；加入白扁豆煮30分钟后加入莲子和红枣继续煮至断电；最后加入盐调味即可。

功效：健脾化湿，滋阴润燥。

第十四节 处暑

节气介绍

《月令七十二候集解》说：“处，去也，暑气至此而止矣。”处暑代表暑气的结束。此时阳气渐收，阴气渐长，气温明显下降，昼夜温差较大。我们要注意夏秋之交的冷热变化，以免引起呼吸道、肠胃炎、感冒等疾病。

一、处暑节气养护特点

1. 早睡早起

《素问·四气调神大论》说：“秋三月，早卧早起，与鸡俱兴。”处暑时节正处在由热转凉的交替时期，自然界的阳气由疏泻趋向收敛，人体内阴阳之气的盛衰也随之转换。我们应做到早睡早起，以顺应阴精的收藏、阳气的舒达。最好比平时多睡一小时，以利于缓解秋乏。

2. 适当“秋冻”

天气变凉，毛孔就会闭合以防止着凉，但如果穿得太厚，毛孔就会因为受热而打开，再加上孩子好动易出汗，就容易着凉导致伤风感冒。因此我们不要过早添加秋衣，要根据温度的变化及时增减衣物。在外出（尤其夜间）时，带一件外套备用。1岁以下的孩子，在带有空调的室内，或者气温偏低的晚上，一定要记得戴好囟门帽。

3. 防秋季病

秋季是儿童感染性疾病的高发期，我们要仔细照料孩子，增强孩子的抗病能力，避免出现感冒发烧、腹泻等病症。另外由于秋天空气中致敏物较多，容易诱发皮肤或气管过敏症状，日常我们要注意避免与致敏因素接触。

二、处暑节气推拿组穴——防秋季病

1. 补脾经100～500次

主治：食欲不振，肌肉消瘦，消化不良等症。

操作部位：拇指桡侧自指尖至指根处。

手法：使孩子微屈拇指，术者自指尖推至指跟称补脾经。反之为清。

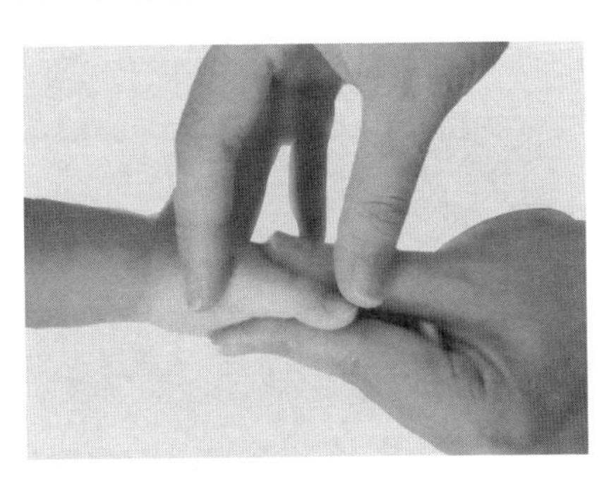

图2-66　补脾经

作用：中医将孩子厌食归结为脾胃问题，先补脾经，再配合清胃经、清大肠各100～500次，顺时针摩腹300～500次，捏脊3～6遍，可调理孩子脾胃，增进孩子食欲。

2. 补肺经100～500次

主治：肺气虚弱，自汗等。

定位：无名指掌面末节。

手法：术者右手拇指自孩子无名指指尖起推至掌面末节

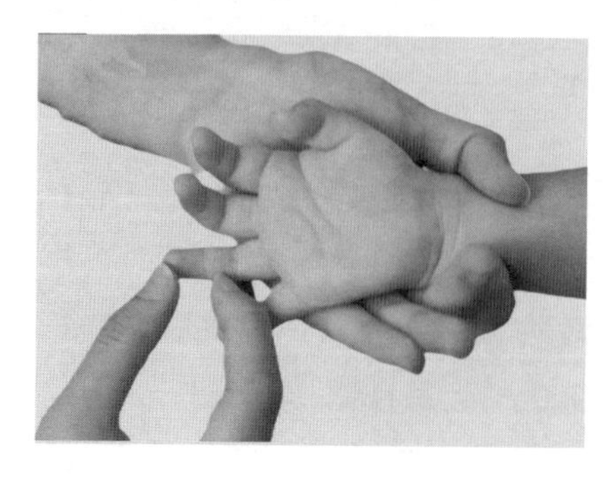

图2-67　补肺经

横纹为补，名补肺经，推100～500次，反之为清。

作用：孩子如有鼻炎、感冒、流涕等症状，都与肺部火气有关，在治疗时相应地配合头面部四大手法各50～100次。清肺经100～500次，再根据病因酌情加减处方。

3. 补肾经100～500次

主治：久病体虚，肾虚久泻，喘息。

定位：小指掌面末节稍偏尺侧，自小指尖至指根。

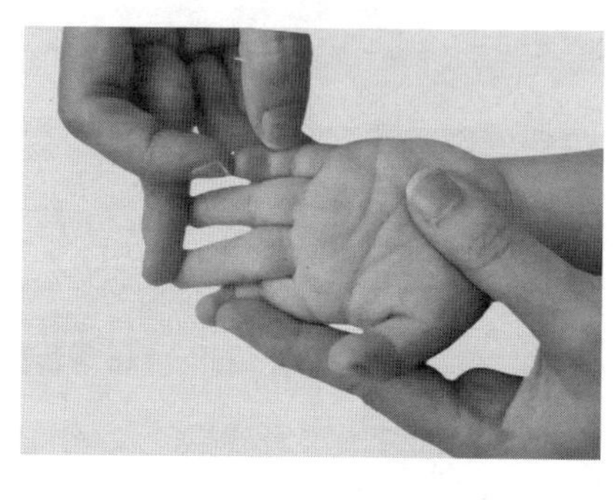

图2-68　补肾经

手法：术者右手拇指自孩子指根推至指尖为补，称补肾经，推100～500次。

作用：推肾经与推脾经、推心经、推肝经、推肺经统称推五经，专治五脏病变。

4. 按大椎穴30～50次

主治：发热，项强，咳嗽，感冒，百日咳。

定位：第七颈椎棘突下凹陷中。

手法：术者中指指腹按或揉，按揉30～50次，也可用拿法。

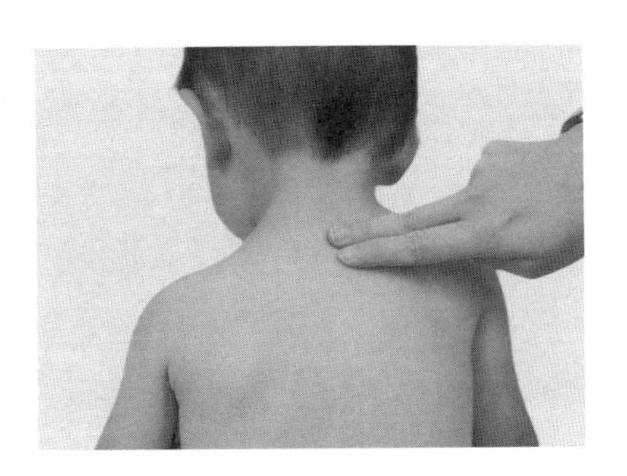

图2-69　大椎

作用：治疗风寒感冒时，术者应先将两手掌心搓热，然后按揉孩子脖颈大椎的位置，效果更好。

5. 擦背32次

主治：可治疗督脉不通，肺肾两脏相关疾病。

定位：位于背部，成“工”字形。包括督脉、大椎穴、肺部重要穴位及肾脏重要穴位。

手法：术者用手掌在孩子的脊背做快速来回摩擦，擦热脊柱。之后再横擦大椎穴、肺俞穴、肾俞穴。

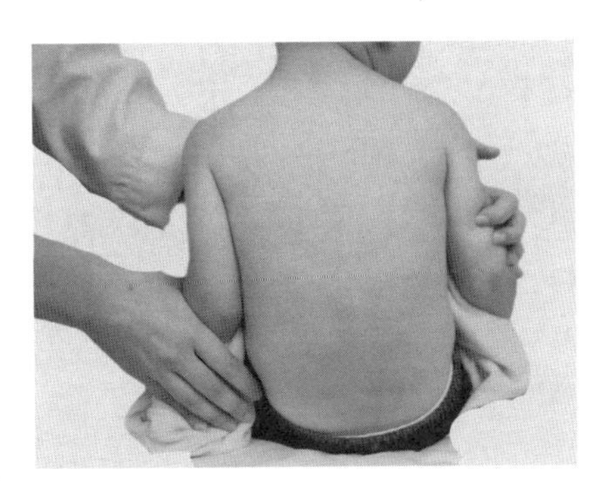

图2-70　擦背

作用：具有温补阳气、行气活血、强身健体、止咳平喘的作用。

三、处暑节气膳食调理

1. 黄芪炖乳鸽

食材：乳鸽1只，火腿2片，冬笋片15克，香菇10克，黄芪15克，黄酒。

做法：将乳鸽1只去头、爪，切成碎块，放入锅中，同时放火腿2片，冬笋片15克，香菇10克，黄芪15克，黄酒及调味品少量，蒸1小时食用。

作用：乳鸽有润补肺肾的作用，黄芪可益脾肺，增强机体免疫功能。适用于易感冒的小儿。

2. 胡萝卜瘦肉粥

食材：胡萝卜130克，瘦肉20克，大米50克，淀粉。

做法：取胡萝卜150克，瘦肉120克，大米50克，淀粉少许。先用大米熬粥，熬至稍稍有点密时，加进胡萝卜丁连续熬，待胡萝卜软后加进肉片熬熟，加盐、葱花搅匀即可。

作用：有滋补作用。适用于1岁以上小儿。

第十五节　白露

节气介绍

《月令七十二候集解》中说：“八月节……阴气渐重，露凝而白也。”天地之间的阴气逐渐加重，天气转凉，所以我们会在清晨时分发现地面和叶子上有许多露；另外秋属金，金色白，故以白形容秋露，所以得名。白露过后，天气逐渐转凉，早晚温差较大，穿着不宜过于清凉，以免着凉。这个节气的养生重点是加强身体锻炼，饮食注意养肺。

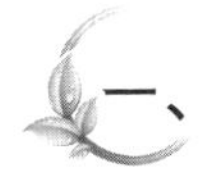

一、白露节气养护特点

1. 腹部保暖

肚脐的下方没有脂肪组织，并且有丰富的神经末梢和神经丛，对外部刺激特别敏感，因此我们要特别注意孩子的小肚皮不能着凉。秋天天气转凉，昼夜温差开始变大，所以夜寝应关好门窗，腹部盖薄被，注意胃部保暖，保护身体阳气。

2. 防秋乏

天气由热转凉，很多人都会有懒洋洋的疲劳感，形成“秋乏”。这是由于白露之后，自然界的阳气由疏泄趋向收敛，人体内阴阳之气的盛衰也随之转换所致。要缓解秋乏，可以多做伸展运动，加强血液循环、收敛心神，另外我们可以适当午睡、吃些富含维生素或含钾丰富的食物像干果、豆类、海产品等来消除疲劳。

3. 滋阴润燥

秋季燥气当令，空气变得干燥起来，肺为娇脏，易被秋燥所伤，使人容易出现口干、咽干、大便干结、皮肤干裂等现象。此时养生应当以养阴润燥为主，建议要及时补肺防燥。比如说多吃一些银耳、百合、莲子等，这些食物滋阴效果非常好，有助身体润燥。

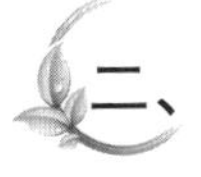

二、白露节气推拿组穴

1. 补肾经100～500次

主治：久病体虚，肾虚久泻，喘息。

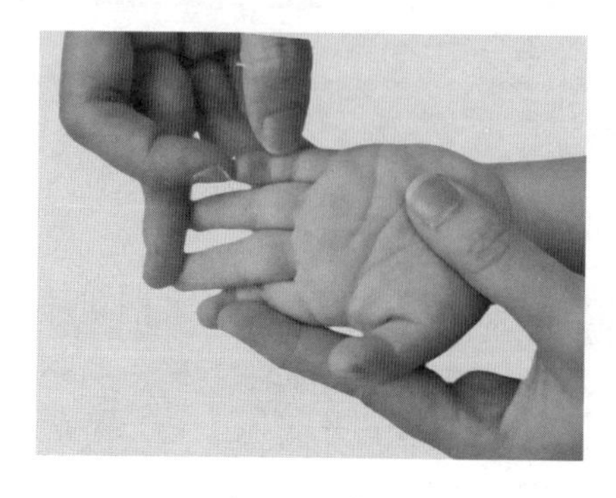

图2-71　肾经

定位：小指掌面末节稍偏尺侧，自小指尖至指根。

手法：术者右手拇指自孩子指根推至指尖为补，称补肾经，推100～500次。

作用：推肾经与推脾经、推心经、推肝经、推肺经统称推五经，专治五脏病变。

2. 掐揉二人上马100～500次

主治：小便短赤，腹痛体虚，淋证，脱肛，遗尿，消化不良，牙痛咬牙。

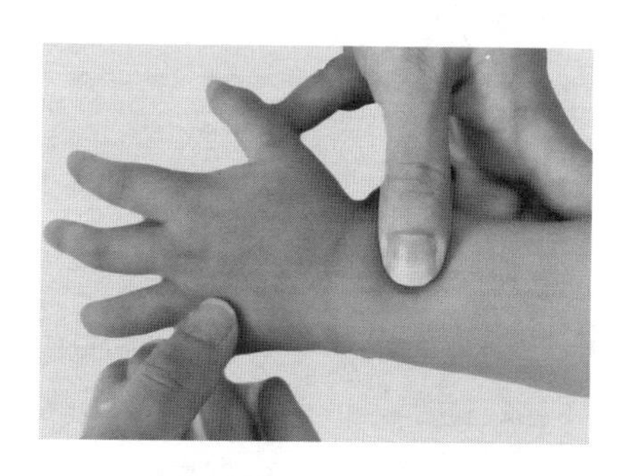

图2-72　二人上马

定位：在手背，无名指与小指掌骨（第4、第5掌骨）小头后凹陷中。

手法：术者拇指指甲掐之，继以揉之，掐3～5次，揉100～500次。

作用：治疗小便闭塞，疗效明显，尤其对肺部有干性啰音并久久不消的人，效果最佳。

3. 揉厥阴俞50～100次

主治：咳嗽呕吐。

定位：背部，第4胸椎棘突下旁开1.5寸。

手法：术者两手四指抚孩子胁下，再以两手拇指指腹揉，揉50～100次。

作用：具有良好的滋阴作用。

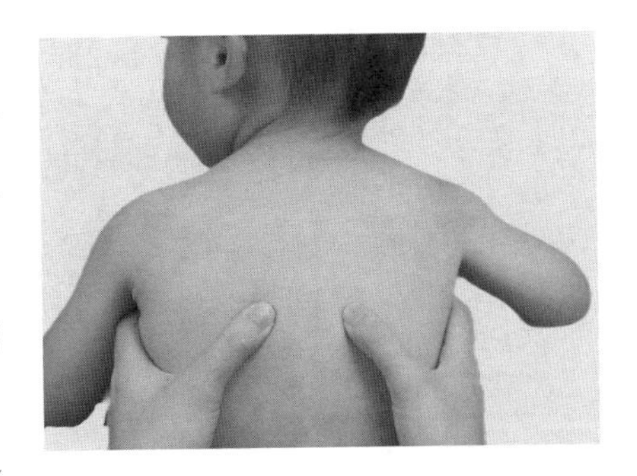

图2-73　厥阴俞

4. 顺运内八卦100～300次

主治：咳嗽，呕吐，泄泻，腹胀，食欲不振，恶寒，发热。

部位：以手掌为圆心，以圆心至中指跟横纹约2/3距离为半径画圆，八卦穴即在此圆圈上。

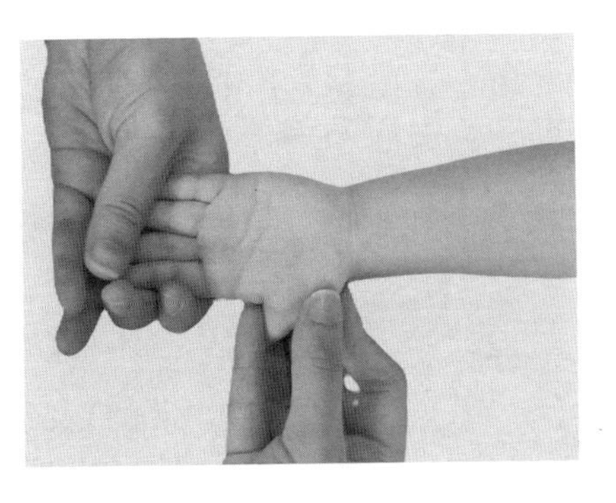

图2-74　运八卦

手法：术者用左手持孩子左手四指，使掌心向上，同时拇指按定离卦（对中指者）。右手拇指自乾卦开始向坎卦（对小天心者）运至兑卦（指侧半圆的中点），为顺运八卦；自乾卦开始向兑卦运至坎卦，为逆运八卦。运至离卦时，应从左手拇指上运过。

作用：顺时针运为止咳化痰，行滞消食；逆时针运为和胃降逆止呕，日常生活中逆运使用频率较高。

5. 揉足三里100～300次

主治：腹胀，腹痛，呕吐，泄泻，下肢痿软。

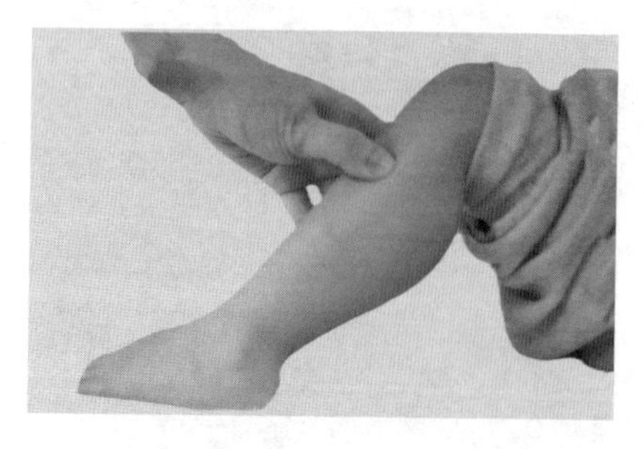

图2-75 足三里

操作部位：外侧膝眼（膝盖外侧凹陷）下3寸，胫骨外侧约1横指处。

手法：术者拇指指甲掐10次。也可用揉法。

作用：掐足三里多用于治疗消化道疾病，配合推天柱骨100次一起使用，可治疗孩子呕吐。

三、白露节气膳食调理

1. 山药组合烂饭

食材：山药、莲肉、米仁、扁豆、粳米各30克。

做法：莲肉去皮、芯后，洗净切碎，煮烂，再与粳米一起煮饭。

功效：适用于脾虚泄泻、食欲不振的小儿。

2. 沙参玉竹老鸭汤

食材：沙参和玉竹各15克，红枣3枚，老鸭250克。

做法：老鸭洗净焯水；将鸭肉、沙参、玉竹、红枣一同放入汤锅煲2小时左右，调味食用。

功效：沙参、玉竹都是滋阴效果很好的药材，尤其能滋养肺胃阴津。老鸭性偏凉而不寒，含高蛋白，是孩子秋季食补的选择之一，尤其适合体质偏阴虚的孩子。

第十六节　秋分

节气介绍

秋分，是秋季九十天的中分点，又是秋季中凉燥、温燥的分界线。在秋分以前为温燥，秋分以后为凉燥。气温渐降从而步入深秋。秋分之后，我们要注意预防胃肠病以及燥咳的发生。

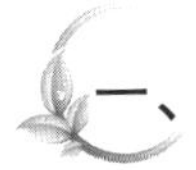

一、秋分节气养护特点

1. 少辛多酸

中医认为“肺主秋”，且秋季宜收不宜散。因此我们要注意，在立秋之后，要少吃辣椒、生姜等辛味之品，以防发散泻肺。同时建议多吃葡萄、西红柿、菠萝、乌梅等酸性食物，有助于收敛肺气。

2. 不要过度贴秋膘

在秋季胃口会变好，再加上家长对孩子吃不饱长不好的担心，可能会导致无意中给孩子摄入大量的高热量、高蛋白食物，让他们贴上不必要的“秋膘”。但古人云“食贵有节”，小儿脾胃娇嫩，饮食过量会损伤脾胃功能，使食物不能够消化，甚至造成积食。因此家长要做到适度喂养。

3. 防凉燥

秋分之后，暑热渐去，秋风渐紧，寒凉渐重，凉燥渐显，出现干咳、皮肤干裂、大便燥结等症状。对此我们可以多喝水，吃清润、温润的食物，如芝麻、核桃、糯米、蜂蜜、乳品等，平时还要坚持锻炼身体，提高抗病能力，来防止凉燥的发生。

二、秋分节气推拿组穴——防燥咳

1. 补肺经100～500次

主治：肺气虚弱，自汗等。

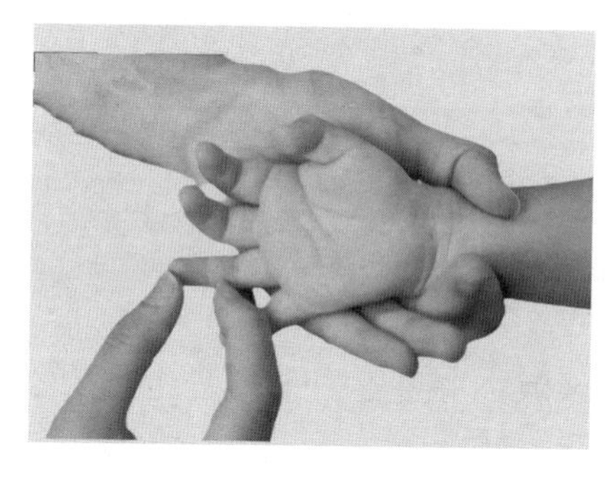

图2-76 补肺经

定位：无名指掌面末节。

手法：术者右手拇指自孩子无名指指尖起推至掌面末节横纹为补，名补肺经，推100～500次。反之为清。

作用：孩子如鼻炎、感冒、流涕等症状，都与肺部火气有关，在治疗时相应地配合头面部四大手法各50～100次，清肺经100～500次，再根据病因酌情加减处方。

2. 补肾经100～500次

主治：久病体虚，肾虚久泻，喘息。

定位：小指掌面末节稍偏尺侧，自小指尖至指根。

手法：术者右手拇指自孩子指根推至指尖为补，称补肾经，推100～500次。

作用：推肾经与推脾经、推心经、推肝经、推肺经统称推五经，专治五脏病变。

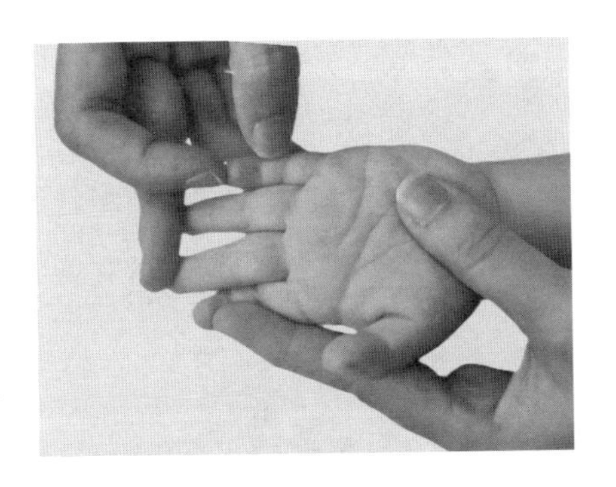

图 2-77　补肾经

3. 揉太渊 100～500 次

主治：咳嗽、气喘等肺系病证。

定位：腕掌侧横纹桡侧，桡动脉搏动处。

手法：术者用拇指按揉之，揉 100～500 次。

作用：理血通脉，宣肺平喘。

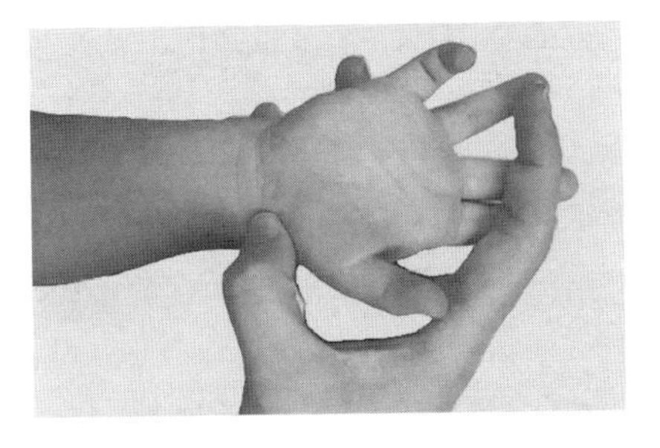

图 2-78　太渊

4. 掐揉膻中 20～30 次

主治：胸闷气喘，呕吐呃逆，痰喘咳嗽。

部位：两乳头连线中点凹陷处。

手法：术者两手四指抚孩子两胁，两拇指同时于膻中向左右分推 20～30 次；再以食、中指由胸骨柄向下推至膻中，推 20～30 次。

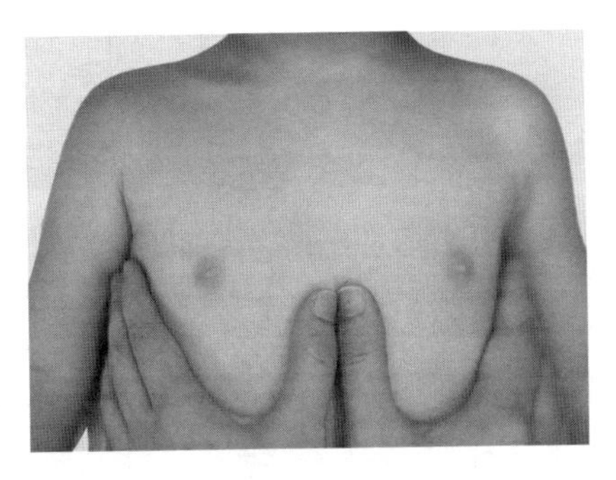

图 2-79　膻中

作用：本穴为治疗呼吸系统疾病的常用穴，临床上还常在此穴拔罐，治疗小儿急性支气管炎。

5. 揉肺俞50～100次

主治：咳嗽，痰鸣，胸闷，胸痛，发热。

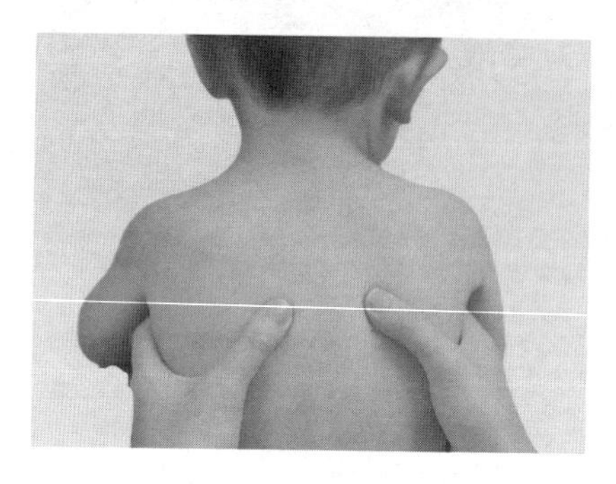

图2-80 肺俞

定位：第三胸椎棘突下，旁开1.5寸。

手法：术者两手四指扶孩子肩，再以两手拇指指腹揉，揉50～100次，称揉肺俞。

作用：孩子咳嗽不止时，术者每天揉100～200次，可以止咳。按揉时手指可蘸一些姜葱水，增强疗效。

三、秋分节气膳食调理

1. 川贝生梨炖冰糖

食材：生梨1只，川贝粉1克，冰糖15克。

做法：将生梨去皮，挖出内核放入冰糖及川贝粉；放入碗中隔水蒸20分钟，食梨喝汤。

功效：有化痰、止咳、润肺的作用，适用于8个月以上久咳多痰、痰不易咳出的患儿（6个月以上的患儿只喝汤汁）。

2. 银耳羹

食材：干银耳30克，鸡蛋1个，冰糖30克。

做法：将银耳煮烂，放入冰糖溶化，将鸡蛋取蛋清加入少许水搅拌后，放入银耳中加热食用。

功效：有滋阴润肺止咳作用，对阴虚咳嗽有效。

第十七节　寒露

节气介绍

过完十一长假，我们迎来了寒露节气，这也是二十四节气中第一个带“寒”字的节气，寓意着气候从凉爽到寒冷的过渡。由于寒露节气后，昼渐短，夜渐长。随着光照的减少，气温下降，寒气渐升。《月令七十二候集解》说：“九月节，露气寒冷，将凝结也。”说明从寒露开始，气温更低，地面的露水更冷，快要凝结成霜。寒露时节，南方秋意渐浓，气爽风凉，少雨干燥。而随着凉燥气候的来临，家长们要注意孩子呼吸系统疾病的发生。

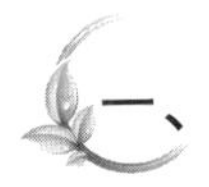

一、寒露节气养护特点

1. 注意保暖，预防感冒

寒露时节天气寒凉，昼夜温差较大，我们要做好防寒保暖。谚语云：“寒露不露脚”。我们要从足部做起防寒工作。平时除了穿有良好保暖性的鞋袜之外，也可以在睡前泡个热水脚。另外我们还要注意晚上睡觉时给孩子添加衣被，注意腹部保暖；早晨出门最好带件小外套，以防着凉。

2. 室内保湿

秋季气候容易干燥，特别是寒露过后，干燥的现象愈发明显了，这时室内保湿工作要开始了。条件许可的情况下，居室及其周围可种植一些绿叶花卉，既可让环境充满生机，又可净化空气促进身体健康。适合秋季摆放在室内的绿植有绿萝、富贵竹、风信子、花叶万年青等。

3. 食麻以润燥

《饮膳正要》中说："秋气燥，宜食麻润其燥。"所以，在霜降的节气里，孩子可适当食用芝麻、糯米、粳米、蜂蜜、枇杷、菠萝、乳品等柔润食物，以益胃生津。

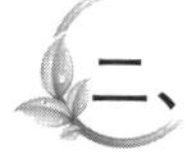

二、寒露节气保健手法——润肺益胃

1. 补肺经100～500次

主治：肺气虚弱，自汗等。

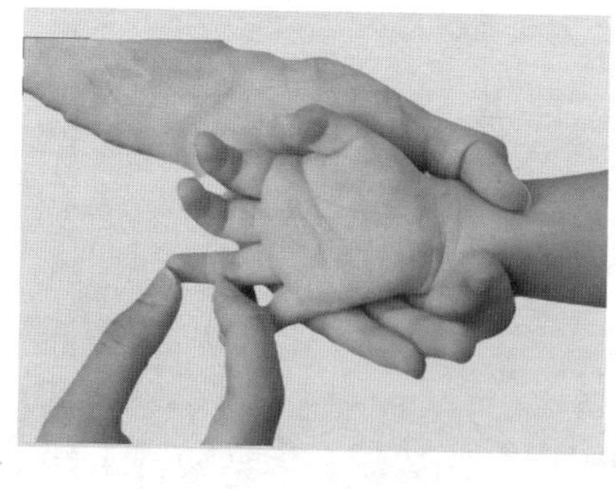

图2-81　补肺经

定位：无名指掌面末节。

手法：术者右手拇指自孩子无名指指尖起推至掌面末节横纹为补，名补肺经，推100～500次，反之为清。

经验：孩子如有鼻炎、感冒、流涕等症状，都与肺部火气有关，在治疗时相应地配合头面部四大手法各50～100次。清肺经100～500次，再根据病因酌情加减处方。

2. 补脾经100～500次

主治：食欲不振，肌肉消瘦，消化不良等症。

操作部位：拇指桡侧自指尖至指根处。

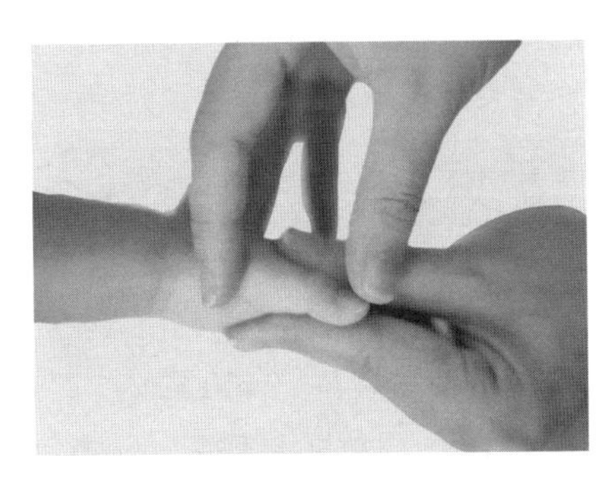

图2-82　补脾经

手法：使孩子微屈拇指，术者自指尖推至指跟称补脾经。反之为清。

作用：中医将孩子厌食归结为脾胃问题，先补脾经，再配合清胃经、清大肠各100～500次，顺时针摩腹300～500次，捏脊3～6次，可调理孩子脾胃，增进孩子食欲。

3. 揉足三里100～300次

主治：腹胀，腹痛，呕吐，泄泻，下肢痿软。

操作部位：外侧膝眼（膝盖外侧凹陷）下3寸，胫骨外侧约1横指处。

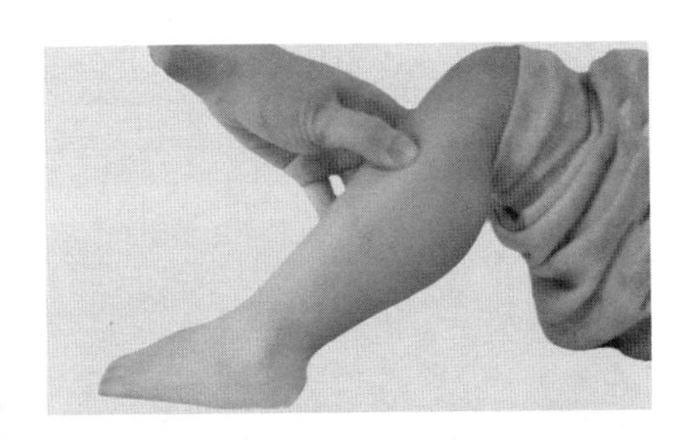

图2-83　足三里

手法：术者拇指指甲掐10次。也可用揉法。

作用：掐足三里多用于治疗消化道疾病，配合推天柱骨100次一起使用，可治疗孩子呕吐。

4. 揉中脘100～200次

主治：胃脘痛，腹痛，腹胀，食积，呕吐，泄泻，食欲

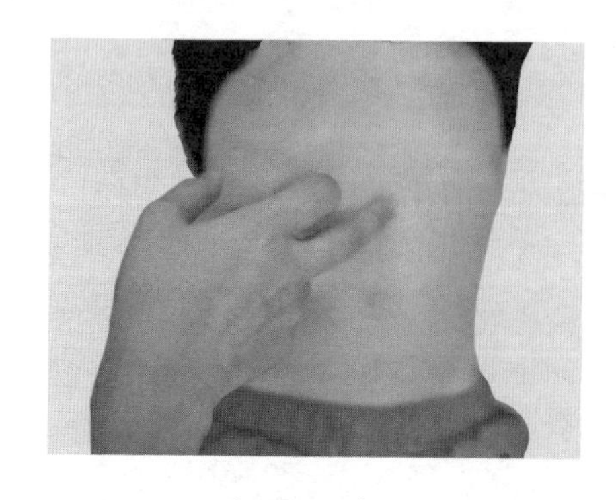
图2-84 中脘

不振，打嗝。

定位：脐上4寸，胸骨下端剑突至脐连线的中点。

手法：术者右手拇指或四指按而揉之，揉100～200次。也可用摩法。

作用：治疗胃气上逆、呕吐等。

5. 揉肺俞50～100次

主治：咳嗽，痰鸣，胸闷，胸痛，发热。

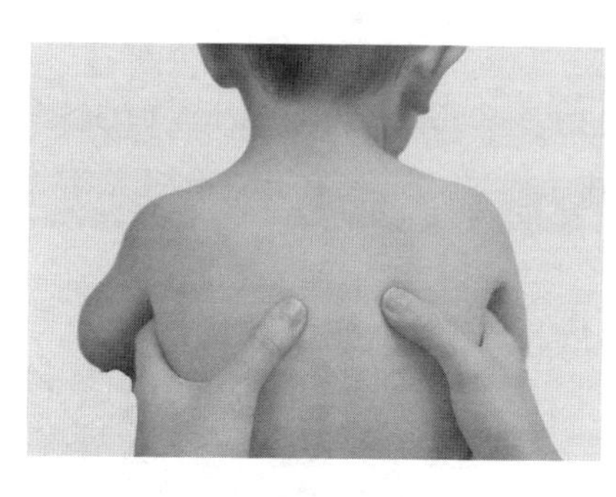
图2-85 肺俞

定位：第三胸椎棘突下，旁开1.5寸。

手法：术者两手四指扶孩子肩，再以两手拇指指腹揉，揉50～100次，称揉肺俞。

作用：孩子咳嗽不止时，术者每天揉100～200次，可以止咳。按揉时手指可蘸一些姜葱水，增强疗效。

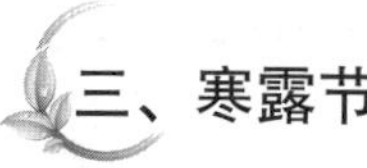

三、寒露节气膳食调理

1. 麦冬石斛粥

材料：麦冬12克，石斛10克，粳米50克。

做法：将麦冬、石斛加水煮30分钟，取汁弃渣；将粳米放入药汁中煮粥服用。

功效：有润肺胃养阴作用，适用于8个月以上干咳、久咳的患儿。

2. 沙参百合汤

材料：干百合10克，沙参10克，冰糖30克。

做法：将干百合用水浸泡半小时；沙参加水煮半小时，取汁去渣，加入泡好的百合及冰糖，煮半小时食用。

功效：有滋养肺阴作用，适用于8个月以上面部升火、手足心热、干咳久咳的患儿。

第十八节　霜降

节气介绍

《月令七十二候集解》:“九月中，气肃而凝，露结为霜矣。”霜降表示天气逐渐变冷，时有冷空气来袭，露水凝结成霜，意味着从秋向冬的过渡。民间有“冬补不如补霜降”的说法，霜降进补比冬天补阳气重要，此时我们可以给孩子适当进补。

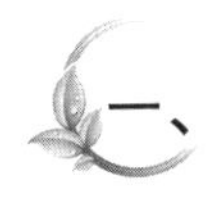

一、霜降节气养护特点

1. 养肺胃阴

秋季天气干燥，如果不及时润燥的话，身体就容易上火，甚至燥气伤肺。对此饮食上应少吃辛辣刺激、香燥、熏烤的食品，早餐应吃温食，可适当搭配药膳。宜多吃核桃、银耳、萝卜、莲藕、百合、雪梨等。

2. 三暖二凉

气温渐寒，家长们一定注意早晚给孩子保暖，要注意“三暖二凉”原则。“三暖”指背暖、肚暖、足暖，做好背部、腹部和足部的保暖工作可以维护胃肠道的功能，抵御寒冷，预防感冒。“二凉”指头凉、心胸凉。头部最容易“上火”，孩子患病更是头先热，孩子体表的热量有1/3通过头部发散，所以要根据环境温度高低给孩子戴脱帽子，且避免头部吹风；穿衣不必臃肿，避免给孩子的呼吸与心脏功能造成负担，最好厚薄搭配，视天气情况增减。

3. 平补

民间有谚语：“补冬不如补霜降”，认为“秋补”比“补冬”更要紧。深秋五行属金，在人体五脏属肺。进补要以“润燥、固表、益气”为主。日常可以吃些白术、茯苓、沙参、麦冬、百合、玉竹、杏仁、贝母等来食补。

二、霜降节气推拿组穴

1. 推三关100～500次

主治：一切虚寒证，腹痛，腹泻，畏冷，四肢无力，病后虚弱。

操作部位：前臂桡侧，腕横纹至肘横纹成一直线。

手法：术者食中二指并拢，自孩子前臂桡侧腕横纹起推至肘横纹处，推100～500次。

作用：对治疗虚寒性疾病效果非常好，特别是一些经常生病、病后体虚的孩子，往往都会用推三关调补。

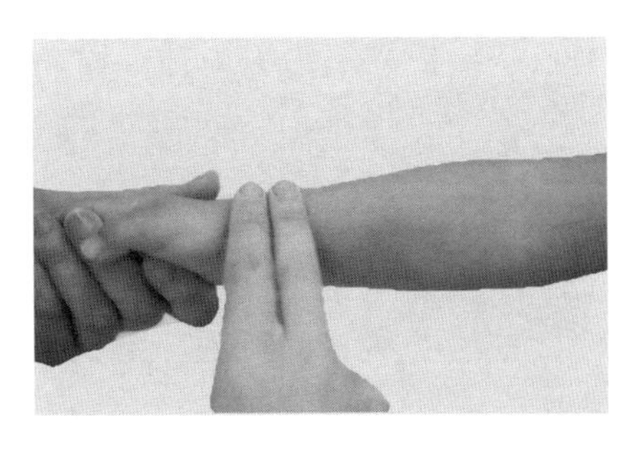

图2-86　推三关

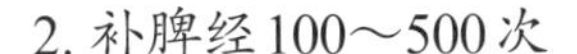

2. 补脾经100～500次

主治：食欲不振，肌肉消瘦，消化不良等症。

操作部位：拇指桡侧自指尖至指根处。

手法：使孩子微屈拇指，术者自指尖推至指跟称补脾经。反之为清。

作用：中医将孩子厌食归结为脾胃问题，先补脾经，再配合清胃经、清大肠各100～500次，顺时针摩腹300～500次，捏脊3～6遍，可调理孩子脾胃，增进孩子食欲。

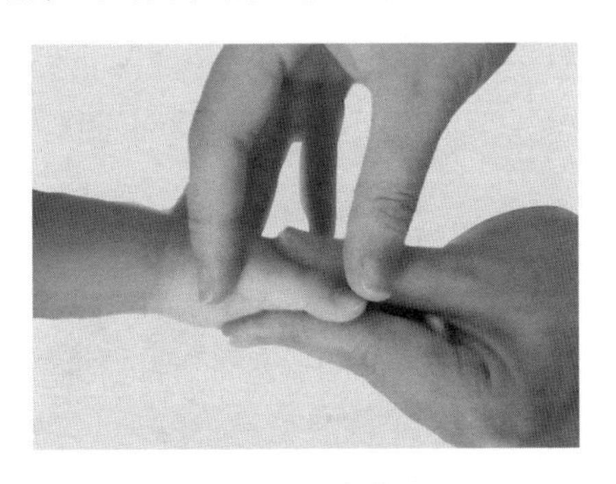

图2-87　补脾经

3. 补肾经100～500次

主治：久病体虚，肾虚久泻，喘息。

定位：小指掌面末节稍偏尺侧，自小指尖至指根。

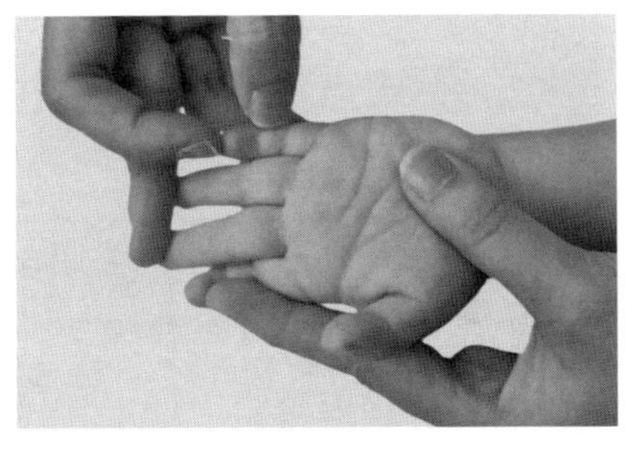

图2-88　补肾经

手法：术者右手拇指

自孩子指根推至指尖为补，称补肾经，推100～500次。

作用：推肾经与推脾经、推心经、推肝经、推肺经统称推五经，专治五脏病变。

4. 揉脾俞50～100次

主治：呕吐，腹泻，疳积，食欲不振，黄疸，水肿，慢惊风，四肢乏力。

操作部位：在背部，第11胸椎棘突下，旁开1.5寸。

手法：术者两手四指抚孩子胁下，再以两手拇指指腹揉，揉50～100次。也可以用按法、提法。

作用：按揉脾俞可治疗孩子厌食，先用两手拇指指腹压脾俞，一按一松，20次左右，再用拇指指腹按揉脾俞。

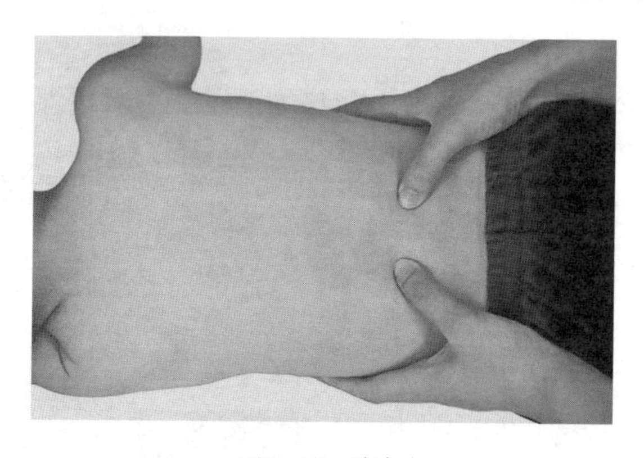

图2-89　脾俞

5. 捏脊5～10次

主治：发热惊风，夜啼，疳积，腹泻，呕吐，便秘。

操作部位：大椎至长强呈一直线。

手法：用捏法自下而上，每捏三下将背脊提一下（捏三提一）。

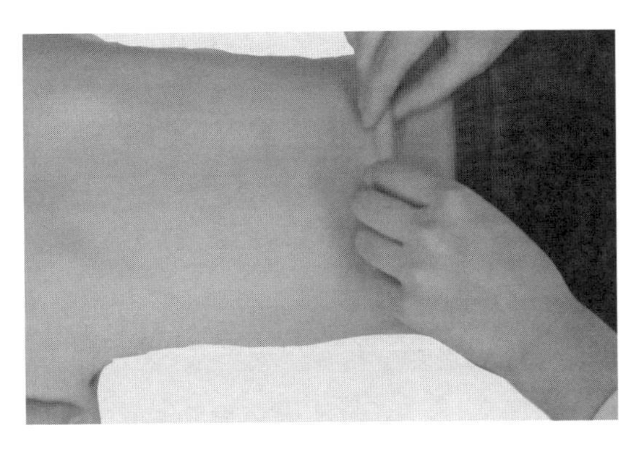

图2-90　捏脊

作用：调阴阳，理气血，和脏腑，通经络，培元气，具有强身健体的功能，用于消化不良，小儿疳积、腹泻等消化系统病症，也是小儿推拿常用的保健手法之一。

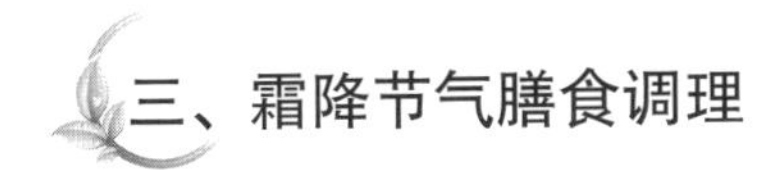

三、霜降节气膳食调理

1. 山药红枣核桃粥

食材：大米100克，山药30克，核桃15克，红枣5个。

制法：将大米、去皮山药、核桃、红枣放在一起煮粥。

功效：健脾养胃，补肾温肺。

2. 白木耳白果粥

食材：香糯米25克，大米25克，白木耳20克，银杏果15克，枸杞子、食盐少量。

制法：将白木耳清洗，用凉水浸泡去根，掰成小朵，银杏果用开水烫直切割成两截。将糯米、大米慢火熬成粥后，再放进白木耳、银杏果和枸杞，烧开即成。

功效：具备养阴润燥、益肺止咳化痰的作用。

第十九节　立冬

节气介绍

立冬是农历二十四节气之一，也是中国传统节日之一。立，建始也；冬，终也，万物收藏也。立冬之后，草木凋零，蛰虫休眠，万物活动趋向缓慢。在立冬我们要顺应自然界闭藏的规律，以敛阴护阳为根本。

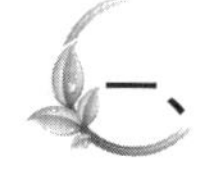

一、立冬节气养护特点

1. 早睡晚起

《素问》曰：“冬三月，此谓闭藏，……早卧晚起，必待日光。”因此，立冬时要顺应自然界闭藏规律，让孩子在晚上9点准备入睡，以养人体的阳气；在早上睡到7点起床以固阴精。这样使人体达到阴平阳秘，既有助于御寒，增强抵抗力，也可为来年春天的生长发育做好准备。

2. 多喝水

虽然在冬天温度降低，人们活动减少，排汗也相对减少，但由于气候干燥，以及室内常开暖空调，孩子更容易发生口干、鼻干和咽干等缺水症状。因此就算不渴，也要给孩子多喝水，白萝卜水、梨水有润肺的作用，也是个不错的选择。

3. 饮食清淡，以温热为主

孩子脾胃娇弱，在冬天要尽量给孩子吃一些热的食物。冰箱里的东西、冷的水果最好温一下再吃。另外饮食要清淡少油少辛辣，可选银耳、百合、荸荠、莲藕、木耳、梨、柑橘类水果以及新鲜蔬菜等养阴增液的食品进行搭配，以防干燥，护肺肾阴精。

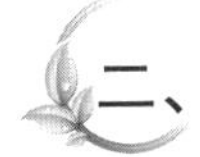

二、立冬节气推拿组穴——养藏

1. 补脾经100～500次

主治：食欲不振，肌肉消瘦，消化不良等症。

操作部位：拇指桡侧自指尖至指根处。

手法：使孩子微屈拇指，术者自指尖推至指跟称补脾经。反之为清。

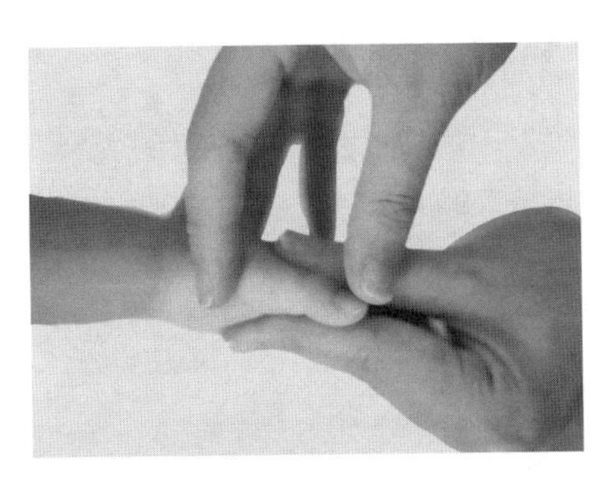

图2-91　补脾经

作用：中医将孩子厌食归结为脾胃问题，先补脾经，再配合清胃经、清大肠各100～500次，顺时针摩腹300～500次，捏脊3～6次，可调理孩子脾胃，增进孩子食欲。

2. 补肺经100～500次

主治：肺气虚弱，自汗等。

定位：无名指掌面末节。

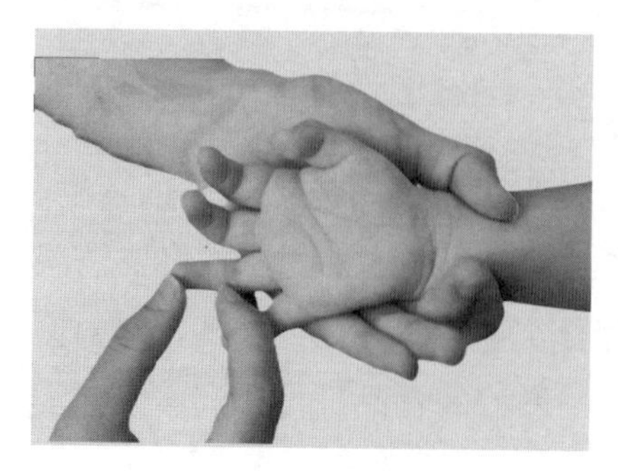
图2-92 补肺经

手法：术者右手拇指自孩子无名指指尖起推至掌面末节横纹为补，名补肺经，推100～500次，反之为清。

经验：孩子如有鼻炎、感冒、流涕等症状，都与肺部火气有关，在治疗时相应地配合头面部四大手法各50～100次。清肺经100～500次，再根据病因酌情加减处方。

3. 补肾经100～500次

主治：久病体虚，肾虚久泻，喘息。

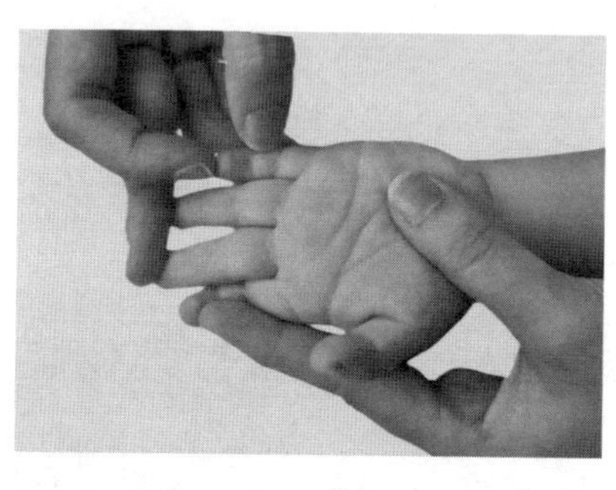
图2-93 补肾经

定位：小指掌面末节稍偏尺侧，自小指尖至指根。

手法：术者右手拇指自孩子指根推至指尖为补，称补肾经，推100～500次。

作用：推肾经与推脾经、推心经、推肝经、推肺经统称推五经，专治五脏病变。

4. 掐揉外劳宫100～500次

主治：腹痛，肠鸣，泄泻，消化不良，脱肛，遗尿，咳嗽，气喘，疝气等。

操作部位：在手背，中指与无名指掌骨（第3、4掌骨）

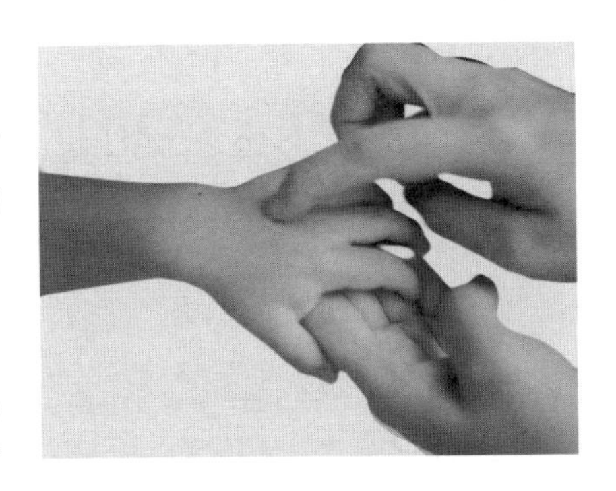

图2-94　外劳宫

中间，与内劳宫相对。

手法：用拇指指甲掐揉或中指端揉，掐3～5次，揉100～500次。

作用：孩子感冒时，揉100～500次可以祛寒。孩子年龄大或病情重，可以适当延长操作时间。

5. 掐揉二人上马100～500次

主治：小便短赤，腹痛体虚，淋证，脱肛，遗尿消化不良，牙痛咬牙。

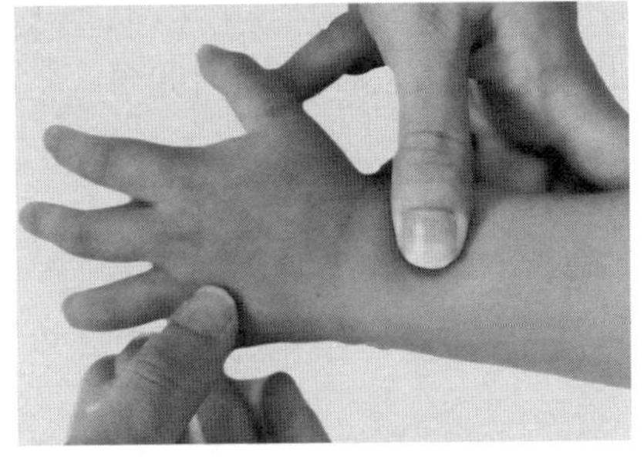

图2-95　二人上马

定位：在手背，无名指与小指掌骨（第4、第5掌骨）小头后凹陷中。

手法：术者拇指指甲掐之，继以揉之，掐3～5次，揉100～500次。

作用：治疗小便闭塞，疗效明显，尤其对肺部有干性啰音并久久不消的人，效果最佳。

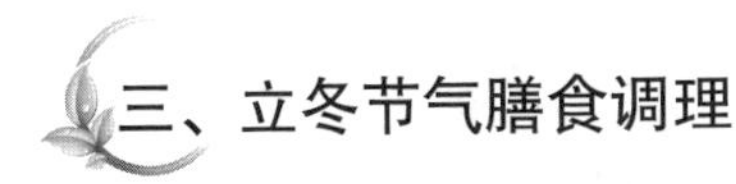

三、立冬节气膳食调理

1. 白果萝卜粥

材料：白果6粒，白萝卜100克，糯米100克，白糖10克。

做法：萝卜洗净切丝，放入热水焯熟备用。先将白果洗净与糯米同煮，待米开花时倒入白糖文火再煮10分钟，拌入萝卜丝即可出锅食之。

作用：固肾补肺，止咳平喘。

2. 桂花山芋粥

材料：大米150克，山芋1个，冰糖20克，清水1 200克，桂花适量。

做法：大米淘洗干净，用清水浸泡半小时，浸泡后入煮锅煮开，转小火煮20分钟。煮粥时可以在锅中放一个汤匙，可防止溢锅和沾底。山芋洗净，去皮切小块，倒入粥里，加冰糖再煮20分钟。煮粥期间可以经常用汤匙搅动几下防止沾底。最后撒入桂花搅匀即可。

作用：健脾益气、温中暖胃。

第二十节　小雪

节气介绍

《月令七十二候集解》曰：“十月中，雨下而为寒气所薄，故凝而为雪。小者未盛之辞。”这个时期天气逐渐变冷，气温下降，有些地区虽开始降雪，但雪量不大，故称小雪。小雪是寒冷开始的标志，孩子容易感冒发烧、咳嗽，这些多和受寒有关。即便没有明显的感冒症状，一旦冬天受了寒气，便会藏于肌肤，春天就变成了温病。因而，做好日常护理很关键。

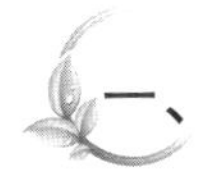

一、小雪节气养护特点

1. 早睡晚起多运动

睡眠要充足，冬季应该早睡晚起，尽量做到晚上9点之前睡觉，无论如何也不晚于晚上10点。起床可以比平时稍晚一些。夜间可用热水泡脚通行气血，提高御寒能力。中医认为“动则生阳”，因此应当适当增加锻炼活动，如散步、慢跑、跳绳等，但不宜太剧烈，以免伤血气。

2. 多晒太阳助阳气

冬季阴盛阳衰，更要补充人体的阳气；另外背部是人体督脉所在，督脉是人体的阳经，有调节阳经气血的作用。所以晒太阳特别是晒背部是一种有效的补阳方式。可以在一天里太阳最好的上午11点到下午2点这个时间段到室外活动。使背部阳气充盈，达到温通经脉提高抵抗疾病的作用。

3. 少咸多苦重养阴

中医认为，咸胜苦、肾水克心火。过食咸会使肾水亢，而减弱心阳。所以应多食些苦味的食物，以苦味助心阳，减少过亢的肾水，起到养肾的功效。日常可以适当给孩子吃些芹菜、莴笋、生菜、苦菊等苦味食物。

4. 吃“黑食”喝热粥

要多吃黑色的食物。如黑米、黑豆、黑芝麻、黑木耳、黑枣等，不仅可以补养肾气，还可以抵抗寒冷。家长可以在寒冷的天气给孩子做一些粥。粥类不仅能帮助孩子消化吸收，还能缓解冬季干燥带来的负面影响。可选用萝卜粥消食化痰，芝麻粥益精养阴，茯苓粥健脾养胃，大枣粥益气养阴等。

二、小雪节气推拿组穴

1. 补肾经100～500次

主治：久病体虚，肾虚久泻，喘息。

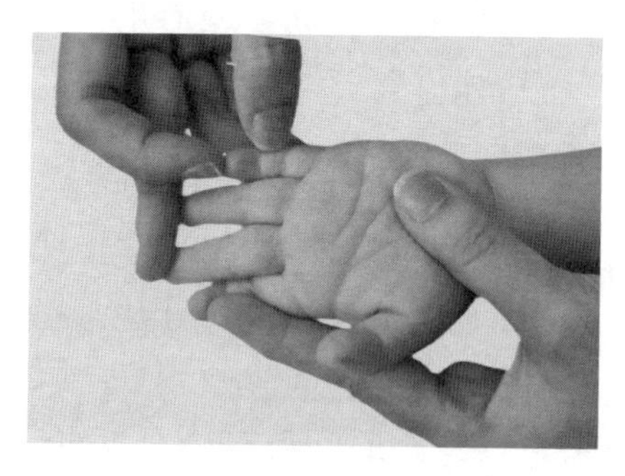

图2-96 补肾经

定位：小指掌面末节稍偏尺侧，自小指尖至指根。

手法：术者右手拇指自孩子指根推至指尖为补，称补肾经，推100～500次。

作用：推肾经与推脾经、推心经、推肝经、推肺经统称推五经，专治五脏病变。

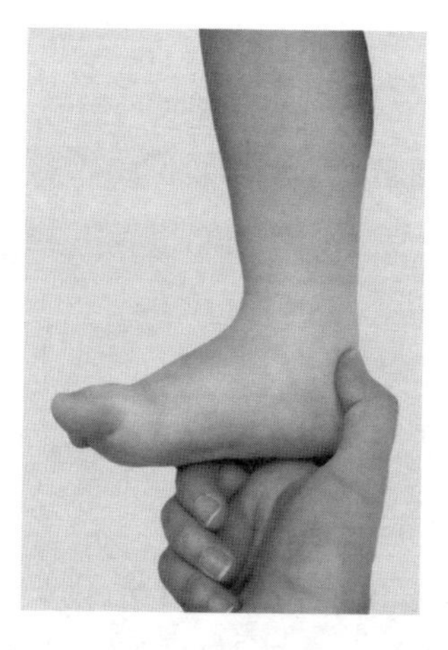

图2-97 太溪

2. 揉太溪100～300次

主治：头痛目眩，咽喉肿痛，耳聋，耳鸣，气喘，肺气肿，支气管炎，哮喘，慢性咽炎等。

定位：内踝与跟腱之间的凹陷中。

手法：术者用拇指指端按揉双侧太溪，称揉太溪。

作用：滋阴益肾，壮阳强腰。

3. 揉足三里100～300次

主治：腹胀，腹痛，呕吐，泄泻，下肢痿软。

定位：外侧膝眼（膝盖外侧凹陷）下3寸，胫骨外侧约1横指处。

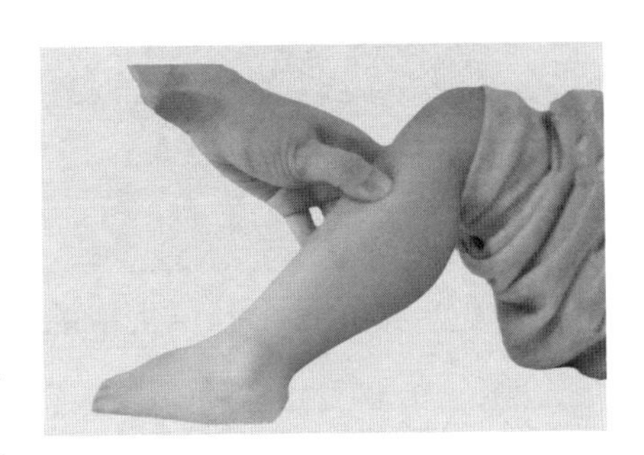

图2-98　足三里

手法：术者拇指指甲掐10次。也可用揉法。

作用：掐足三里多用于治疗消化道疾病，配合推天柱骨100次一起使用，可治疗孩子呕吐。

4. 揉太冲100～200次

主治：头痛，眩晕，目赤肿痛，烦躁易怒，夜眠不安，呕吐吞酸，腹胀腹痛等肝胃不和病症。

定位：足背侧，第1、第2跖骨结合部之前凹陷处。

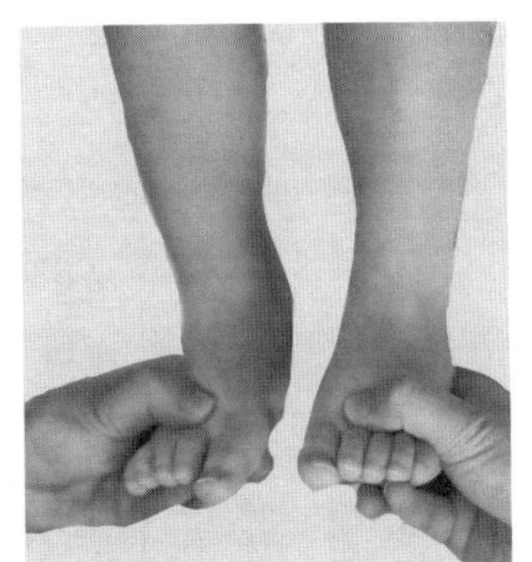

图2-99　太冲

手法：用拇指指腹揉，揉100～200次，也可以用按法。

作用：按揉太冲可治疗孩子肝胃不和引起的呕吐及腹痛腹胀，用拇指指腹按压太冲，然后用两手拇指指腹揉太冲。

5. 按大椎穴30～50次

主治：发热，项强，咳嗽，感冒，百日咳。

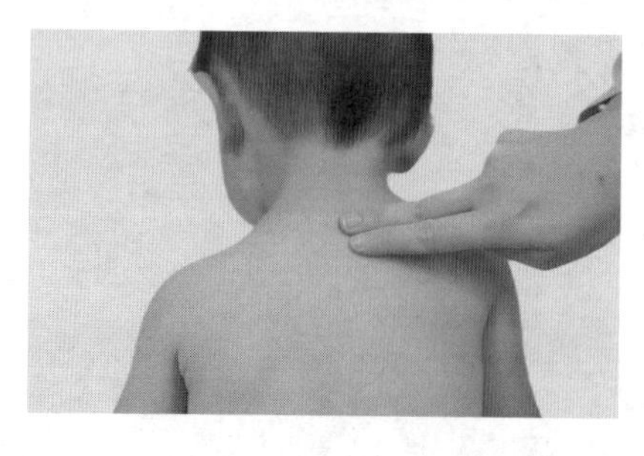
图2-100　大椎

定位：第七颈椎棘突下凹陷中。

手法：术者中指指腹按或揉，按揉30～50次，也可用拿法。

作用：治疗风寒感冒时，术者应先将两手掌心搓热，然后按揉孩子脖颈大椎的位置，效果更好。

三、小雪节气膳食调理

1. 红豆花生粥

原料：红豆50克，花生10克，大米50克，冰糖15克。

做法：红豆、花生仁洗净，用冷水浸泡回软；大米淘洗干净，用冷水浸泡半小时；锅中加入水，放入红豆、花生仁、大米，旺火煮沸后，再改用小火慢熬至成粥；出锅前加少许冰糖调味即可。

功效：含有丰富的蛋白质及微量元素和B族维生素，有清热、养胃、养血的功效，特别适合儿童食用。

2. 菠菜猪肝粥

原料：猪肝30克，菠菜50克，大米50克，盐少许。

做法：大米淘洗干净，放入水中泡30分钟；猪肝切成薄片，放在凉水中浸泡去除血水；菠菜洗净切碎备用；将泡好的大米放入锅中加水熬煮成粥；放入猪肝、菠菜搅匀煮至猪肝熟透，加少许盐调味后即可关火。

功效：补铁养血、养肝明目，幼儿食用，可以预防贫血、夜盲症，还可以促进人体新陈代谢，有利于生长发育。不过，猪肝胆固醇含量较高，最多一周食用一次，不可多吃。

第二十一节　大雪

节气介绍

“大雪，十一月节，至此而雪盛也。”大雪时节，冷空气活跃，到了一年中最寒冷的时间段。此时阳气潜藏，阴气颇盛，顺应天时，宜“收藏”与“保暖”。养生重在温肾护阳，注重心神和身形的闭藏调护。

一、大雪节气养护特点

1. 防寒保暖

冬季的气候特点就是寒，我们要小心因防护不够而导致“寒邪”致病。孩子要做好防寒潜阳，对于减少孩子感冒、咳嗽、鼻炎等疾病非常关键。在家室温应保持在18～22℃。出门时可以给孩子戴上帽子围巾做到头部保暖，穿件棉背心做到腹部背部保暖，穿棉袜棉鞋做到足部保暖。

2. 通风换气

在呼吸道感染的高发季，如果还紧闭窗门、空气不流通，一些致病菌和病毒很容易侵袭小儿体内。所以，即使天气寒冷，也要定时开窗换气。每天早晨和晚上各开窗通风20分钟以保持室内干燥，减少细菌、霉菌繁殖。而且阳光中的紫外线，能杀死多种致病微生物。

3. 合理进补

“冬天进补，开春打虎”，大雪节气正是进补调理的大好时机。在冬季合理饮食，藏阳进补，能提高人体的免疫功能，促进新陈代谢有助于春季长高、来年少病。进补时注意少食生冷，也不盲目“进补”，以免损害脾胃，助湿生热。可以适当增加一些“补肾”的食物，比如山药、核桃、栗子、豆类、黑芝麻、黑枣等，不仅可以补养肾气，还可以抵抗寒冷、润肺生津，具有很好的保健功能。

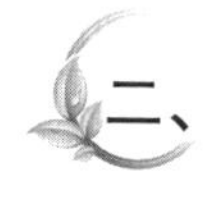

二、大雪节气推拿组穴

1. 补肾经100～500次

主治：久病体虚，肾虚久泻，喘息。

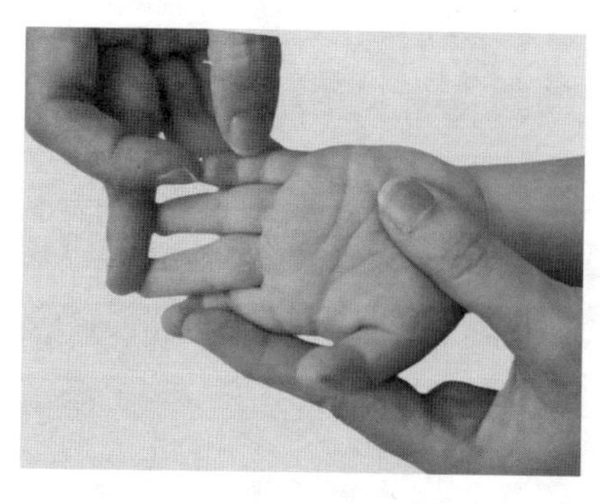

图2-101　补肾经

定位：小指掌面末节稍偏尺侧，自小指尖至指根。

手法：术者右手拇指自孩子指根推至指尖为补，称补肾经，推100～500次。

作用：推肾经与推脾

经、推心经、推肝经、推肺经统称推五经，专治五脏病变。

2. 揉关元100～300次

主治：虚寒性腹痛，腹泻，痢疾，遗尿。

定位：脐下3寸。

手法：令孩子仰卧，术者用中指指腹或用掌揉，揉100～300次。也可用按法、摩法。

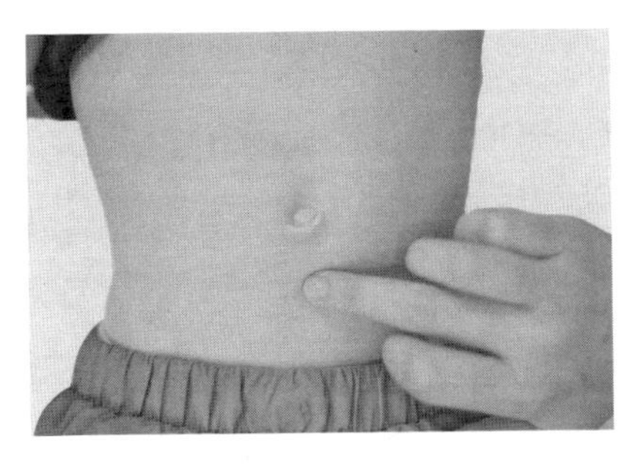

图2-102　关元

作用：揉关元可以治虚寒性腹痛。

3. 掐二人上马100～500次

主治：小便短赤，腹痛体虚，淋证，脱肛，遗尿消化不良，牙痛咬牙。

定位：在手背，无名指与小指掌骨（第4、第5掌骨）小头后凹陷中。

手法：术者拇指指甲掐之，继以揉之，掐3～5次，揉100～500次。

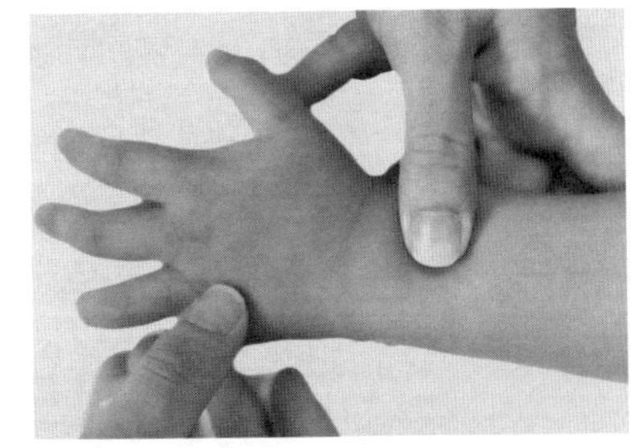

图2-103　二人上马

作用：治疗小便闭塞，疗效明显，尤其对肺部有干性啰音并久久不消的人，效果最佳。

4. 揉太溪100～300次

主治：头痛目眩，咽喉肿痛，耳聋，耳鸣，气喘，肺气

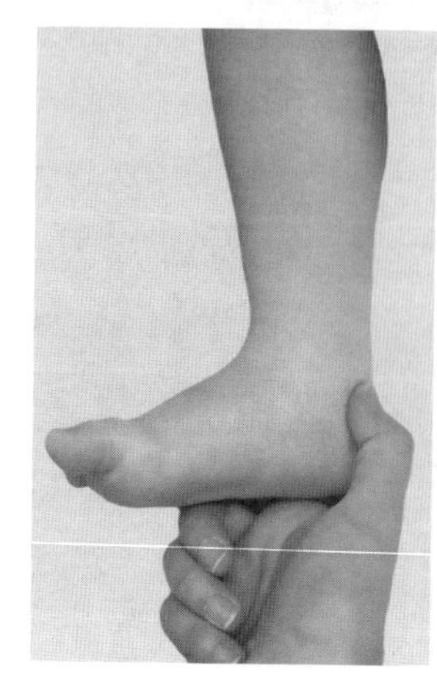

图2-104 太溪

肿，支气管炎，哮喘，慢性咽炎等。

定位：内踝与跟腱之间的凹陷中。

手法：术者用拇指指端按揉双侧太溪，称揉太溪。

作用：滋阴益肾，壮阳强腰。

5. 捏脊5～10次

主治：发热惊风，夜啼，疳积，腹泻，呕吐，便秘。

操作部位：大椎至长强呈一直线。

手法：用捏法自下而上，每捏三下将背脊提一下（捏三提一）。

作用：调阴阳，理气血，和脏腑，通经络，培元气，具有强身健体的功能，用于消化不良，小儿疳积、腹泻等消化系统病症，也是小儿推拿常用的保健手法之一。

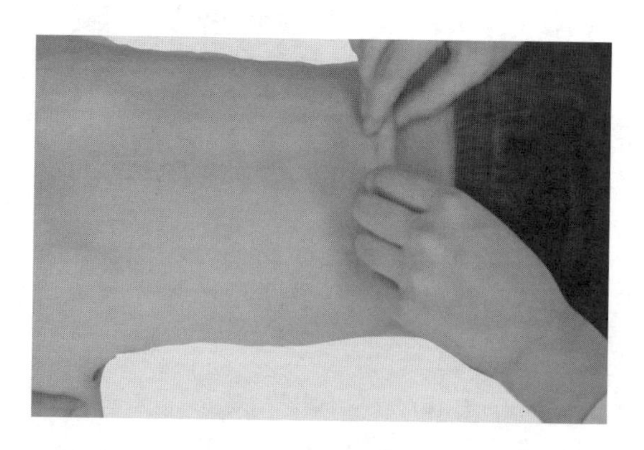

图2-105 捏脊

三、大雪节气膳食调理

1. 三仁香粥

原料：核桃仁10克，甜杏仁10克，松子仁10克，糯米30克。

做法：先将三仁一同放入锅中微炒，放凉后碾碎并剥去皮，和糯米一同煮成烂粥。

功效：补肾健脑。

2. 小米南瓜粥

原料：小米150克，南瓜300克。

做法：南瓜去皮切丁，小米淘洗干净，放入电饭煲浸泡1小时后，熬煮至软烂即可。

功效：健脾和胃，预防感冒。小米南瓜粥能温补脾胃，增强人体抵抗力，其所含营养能快速被人体所吸收，及时补充能量，有效预防秋冬感冒。

第二十二节　冬至

节气介绍

《二十四节气集解》曰：“阴极之至，阳气始生，日南至，日短之至，日影长之至，故曰冬至。”冬至过后，白昼慢慢加长，夜晚渐渐缩短，阳气慢慢回升，从此阳气由衰转盛。冬至时节是冬季寒气最重的时候，属于最需要封藏阳气的时刻，又是阴极生阳的时间点，所以冬至养生护阴防寒的同时需升阳。

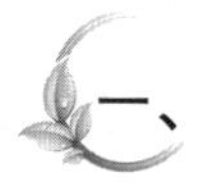

一、冬至节气养护特点

1. 泡脚

脚底有很多穴位、反射区、经络。通过泡脚能够温通经脉，促进孩子肌理开阖，祛风散寒，补阳正气，消除疲劳、改善睡眠，也有助于阳气的养藏。可以在饭后一个小时再泡脚，时间在15分钟左右，温度控制在38℃～42℃最为宜。

2. 防流感

每年冬季是流感的高发期。流感可能会引起肺炎、病毒性心肌炎等严重并发症，所以要做提早预防。平时要加强室内通风，注意个人卫生，勤洗手，少去人群密集的场所；另外要保证充足睡眠，多吃新鲜蔬果，加强体育锻炼增强机体抵抗力。

3. 防内火

冬天为了抵御寒冷，人们会紧闭门窗，开启空调，再加上过食鸡鸭鱼肉，户外活动减少，天气干燥，体内气机容易郁滞，易发“内火”。孩子会出现舌苔较厚、口中异味，便干尿黄或大便臭味较重的表现。所以我们要注意少吃辛辣，多吃新鲜蔬菜，如多吃萝卜、大白菜、木耳、藕等。食物烹制以蒸、炖为主。

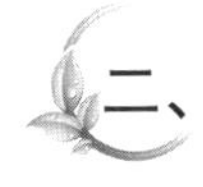

二、冬至节气推拿组穴

1. 清天河水100次

主治：一切热证，内热，潮热，外感发热，烦躁不安，口渴，弄舌，惊风，痰喘，咳嗽。

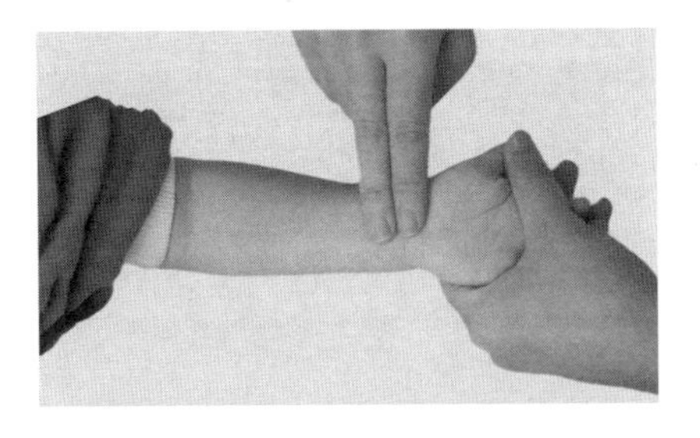

图2-106　天河水

操作部位：在前臂内侧正中，自腕横纹至肘横纹呈一直线。

手法：术者食、中二指指腹沿孩子前臂正中线，从腕横纹起推至肘横纹，推100～500次。

作用：对于外感风寒的发热，用清天河水推100～500次后，孩子开始出汗，热开始退。

2. 掐揉二人上马100～500次

主治：小便短赤，腹痛体虚，淋证，脱肛，遗尿消化不良，牙痛咬牙。

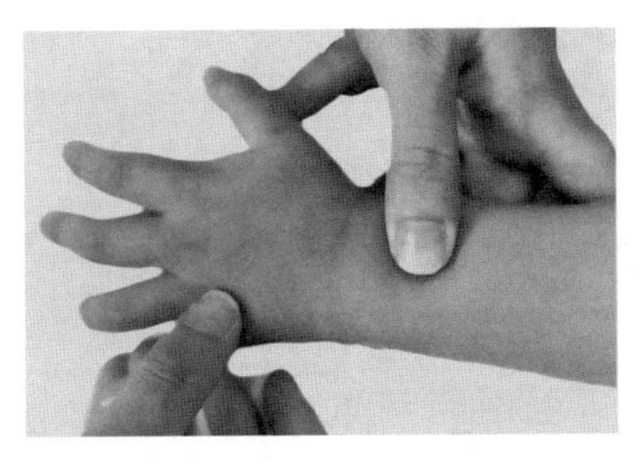

图2-107　二人上马

操作部位：在手背，无名指与小指掌骨（第4、第5掌骨）小头后凹陷中。

手法：术者拇指指甲掐之，继以揉之，掐3～5次，揉100～500次。

作用：治疗小便闭

塞，疗效明显，尤其对肺部有干性啰音并久久不消的人，效果最佳。

3. 按揉总筋10～300次

主治：口舌生疮，潮热，牙痛。

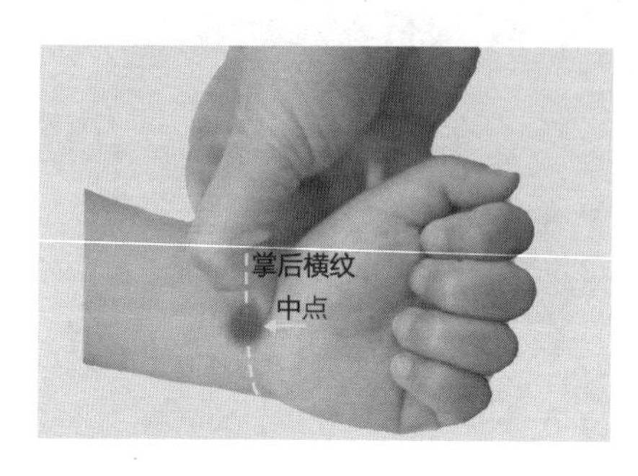

图2-108 揉总筋

部位：在手腕掌后横纹中点。

手法：术者拇指或中指按揉，揉100～300次。

作用：本穴与掌小横纹同是治疗口舌生疮的特效穴。

4. 按揉厥阴俞50～100次

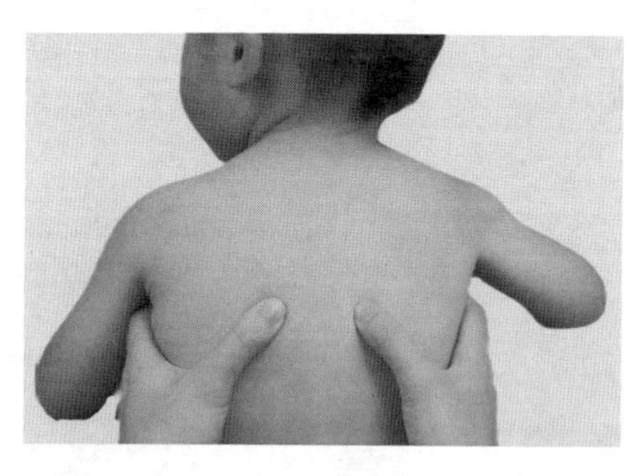
图2-109 厥阴俞

主治：咳嗽呕吐。

操作部位：背部，第4胸椎棘突下旁开1.5寸。

手法：术者两手四指抚孩子胁下，再以两手拇指指腹揉，揉50～100次。

作用：具有良好的滋阴作用。

5. 推涌泉100～300次

主治：发热，呕吐，腹泻，五心烦热。

定位：足掌心前1/3处。

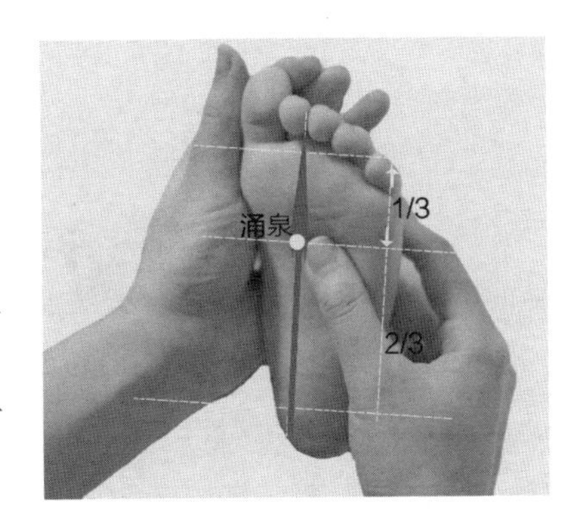

图2-110　推涌泉

手法：用两拇指轮流自孩子足掌心前1/3处推至足尖，推100～400次。也可用揉法、擦法。

作用：涌泉用揉法，可以治疗眼睛痛，也可以止吐泻。

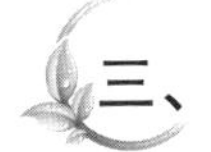

三、冬至节气膳食调理

1. 山药枸杞瘦肉汤

食材：山药15克，枸杞5克，瘦肉30克。

制法：瘦肉切块，与去皮山药、枸杞放入砂锅内，加入适量清水，煮沸后转慢火煮2小时，以少许盐调味。

功效：补肝肾，益脾胃。

2. 白萝卜牛肋汤

食材：白萝卜50克、牛肋肉25克，枸杞5克，生姜3片。

制法：白萝卜去皮洗净，切段备用，牛肋去骨，与白萝卜、枸杞子、生姜放入锅内，加适量清水，煮沸后转文火煮3小时，以适量盐调味，即可食用。

功效：健脾补肾，化痰消滞。适用于冬季小儿体质虚弱、脾胃虚弱引起的食积腹胀，消化不良，食欲不振等。

第二十三节　小寒

节气介绍

《月令七十二候集解》:“十二月节，月初寒尚小，故云。”小寒标志着季冬时节的正式开始。进入深冬后，人们经过春、夏、秋的消耗，此时脏腑的阴阳气血也有所偏衰，而且自古就有“三九补一冬，来年无病痛”的说法。因此，小寒养生，重点在温补阳气、祛除病邪。

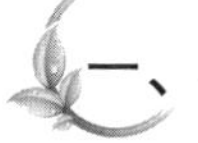

一、小寒节气养护特点

1. 注意保湿

由于天冷空气干燥，孩子们会出现流鼻血、皮肤瘙痒等问题，所以一定要保持孩子房间的湿度；可以在房间里养几盆花草或是放个加湿器，必要时给房间加湿。在天气太干燥的时候，嗓子会发干，可让孩子吃点冰糖煮梨，可润喉化痰。

2. 养心安神

冬季要注意养心安神，过度的兴奋、烦躁，都会使得阳气不能很好地潜藏。平常可以陪孩子孩子一起画画、做手工，或者搭积木，使孩子感到平静而愉快；还可以在上午10～11点、下午2～3点日照较好的时候，带孩子外出晒太阳，以保持脑内5-羟色胺的稳定，有助于调节孩子的情绪。

3. 冬病冬防

小寒处于“三九天”的前三九。“三九补一冬，来年无病痛”。此时人体阳气最虚，是温补阳气、祛除病邪的最佳时机。特别是好发感冒、哮喘、过敏性鼻炎等冬春季呼吸系统疾病及虚寒胃痛、腹泻、怕冷等具有“虚寒体质”特点的小孩，可抓住时机，通过药膳食疗、敷贴、膏方、艾灸等辛温散寒、活血通经、提振阳气的方法来有效地防治疾病。

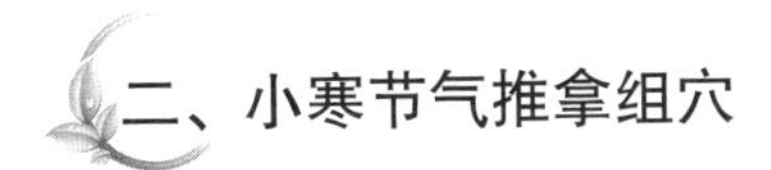

二、小寒节气推拿组穴

1. 揉小天心100～300次

主治：惊风，抽搐，烦躁不安，夜啼，小便赤涩，目斜视，目赤痛。

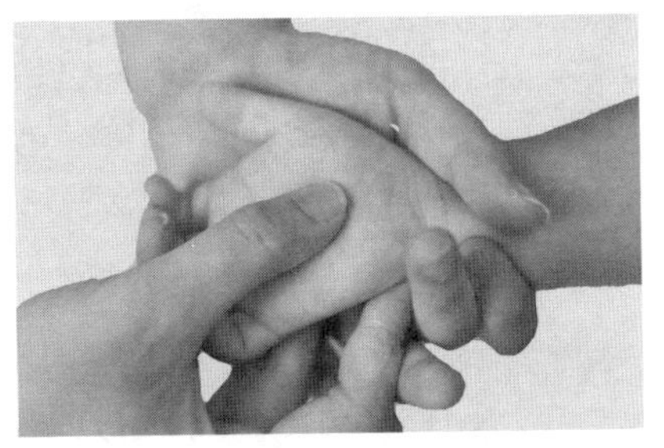

图2-111　小天心

定位：在掌根，大小鱼际交接之凹陷中。

手法：术者左手握住孩子手，右手拇指置于穴位上揉300次。

作用：有清热镇惊的作用，可有效解决孩子晚上睡不着，在床上翻来翻去的问题。

2. 揉板门100～300次

主治：食欲不振，伤乳食，呕吐，泄泻，腹胀，气喘，嗳气。

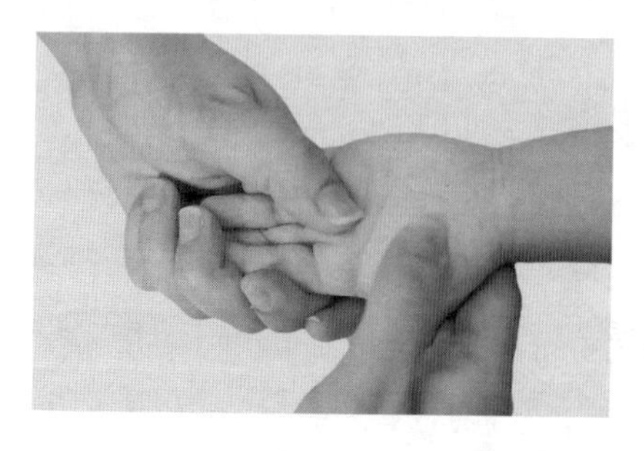

图2-112 板门

操作部位：手掌大鱼际之平面手法：拇指或食指在孩子大鱼际平面的中点上作揉法，也可用推法、运法。

作用：每天帮孩子揉板门300次，可以起到很好的助消化作用。

3. 补脾经100～500次

主治：食欲不振，肌肉消瘦，消化不良等症。

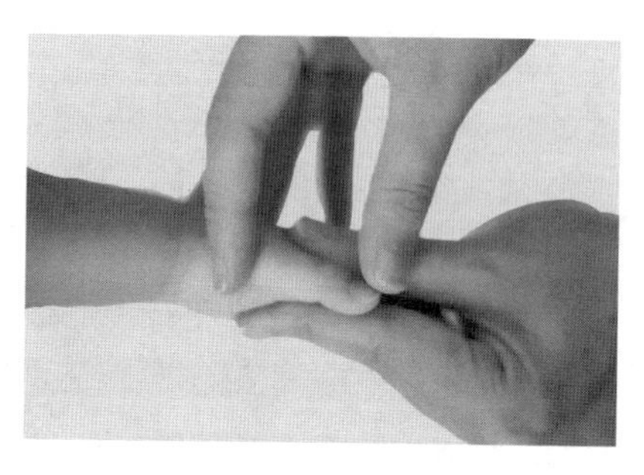

图2-113 补脾经

操作部位：拇指桡侧自指尖至指根处。

手法：使孩子微屈拇指，术者自指尖推至指跟称补脾经。反之为清。

作用：中医将孩子厌食归结为脾胃问题，先补脾经，再配合清胃经、清大肠各100～500次，顺时针摩腹300～500次，捏脊3～6次，可调理孩子脾胃，增进孩子食欲。

4. 补肺经100～500次

主治：肺气虚弱，自汗等。

定位：无名指掌面末节。

手法：术者右手拇指自孩子无名指指尖起推至掌面末节横纹为补，名补肺经，推100～500次，反之为清。

作用：孩子如有鼻炎、感冒、流涕等症状，都与肺部火气有关，在治疗时相应地配合头面部四大手法各50～100次。清肺经100～500次，再根据病因酌情加减处方。

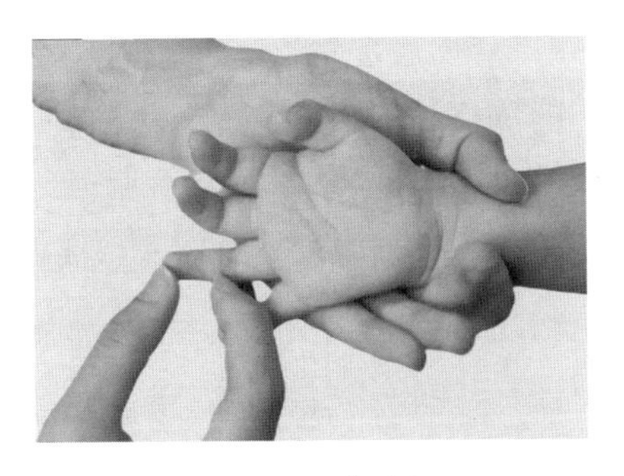

图2-114　补肺经

5. 补肾经100～500次

主治：久病体虚，肾虚久泻，喘息。

定位：小指掌面末节稍偏尺侧，自小指尖至指根。

手法：术者右手拇指自孩子指根推至指尖为补，称补肾经，推100～500次。

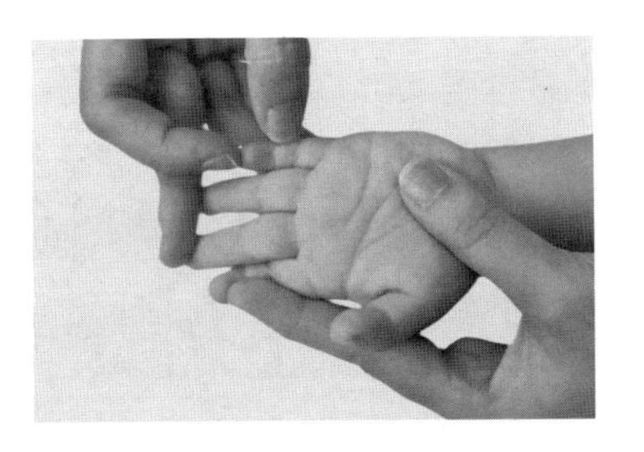

图2-115　补肾经

作用：推肾经与推脾经、推心经、推肝经、推肺经统称推五经，专治五脏病变。

三、小寒节气膳食调理

1. 姜苏茶

材料：生姜、紫苏叶各5克。

做法：将生姜切成细丝，紫苏叶洗净，用开水冲泡10分钟。

功效：疏风散寒，理气和胃。

2. 南瓜红枣排骨汤

材料：南瓜60克，猪排骨（大排）50克，枣（干）10克，干贝15克，姜3克，盐3克。

做法：南瓜去皮去核，洗净切厚块；排骨放入滚水中煮五分钟，捞出洗净；红枣洗净，去核。干贝洗净，需一小时用水浸软。水适量烧开，放入排骨、干贝、南瓜、红枣和姜，慢火煲三小时，下盐调味即可食用。

作用：补中益气，益气生津，滋阴润燥。

第二十四节　大寒

节气介绍

大寒，是全年二十四节气中的最后一个节气。每年公历1月20日前后，太阳到达黄经300°时，即为大寒。

“寒气之逆极，故谓大寒”，大寒是天气寒冷到极点的意思。大寒时节人体的代谢能力依旧处于相当微弱的状态。而且孩子是至阴至阳之体，脾肺常有不足，最易被寒邪所伤。养生要顺应冬季“藏”的原则，所以要继续做好养藏之道。这个时期的养生注重避寒保暖，保养阳气。

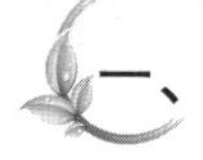

一、大寒节气养护特点

1. 养肾

中医认为，冬对应肾，“肾主藏精、主骨生髓”。肾对孩子体格的发育、智力的发展都起着非常关键的作用，所以冬季应当以养肾为主。可以给孩子多吃些黑色的食物如紫米、黑豆、黑芝麻、核桃等以补养肾的元气。

2. 提高免疫力

一月是流感高发季，除了减少接触，我们还要提高免疫力。平时可以加强锻炼，带孩子散步、慢跑、踢球、做操、游戏、骑小自行车等来增强对气候变化的适应能力和抵抗力。此外，还可以晚上在温水里加一些艾叶泡脚以驱风寒。

3. 养藏

大寒养生依旧要顺应冬藏的特点。做到早睡晚起，勤晒太阳来养精蓄锐，保护阳气；适当吃点酸味、苦味的食物，也有助于闭藏阳气。还要注意避寒就温，不要让皮肤开泄出汗，导致闭藏的阳气频频耗伤。

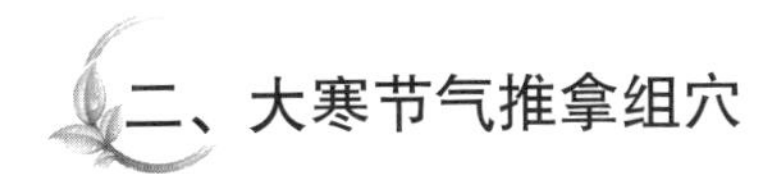

二、大寒节气推拿组穴

1. 补肾经100～500次

主治：久病体虚，肾虚久泻，喘息。

定位：小指掌面末节稍偏尺侧，自小指尖至指根。

手法：术者右手拇指自孩子指根推至指尖为补，称补肾经，推100～500次。

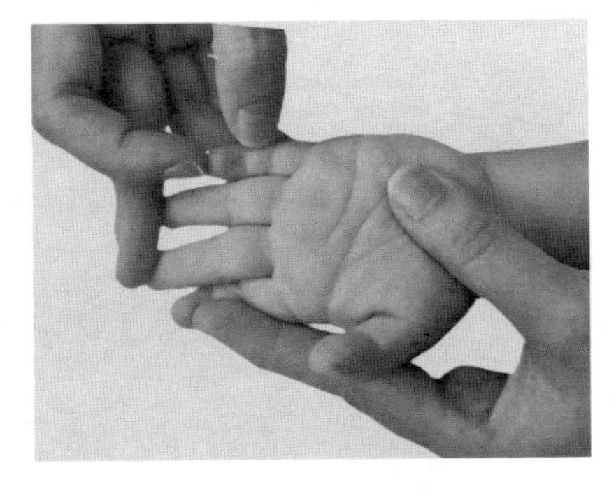

图2-116　补肾经

作用：推肾经与推脾经、推心经、推肝经、推肺经统称推五经，专治五脏病变。

2. 掐揉外劳宫100～500次

主治：腹痛，肠鸣，泄泻，消化不良，脱肛，遗尿，咳嗽，气喘，疝气等。

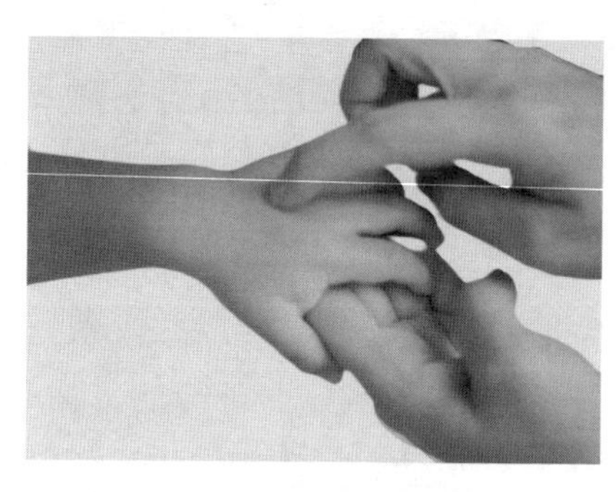

图2-117　外劳宫

操作部位：在手背，中指与无名指掌骨（第3、4掌骨）中间，与内劳宫相对。

手法：用拇指指甲掐揉或中指端揉，掐3～5次，揉100～500次。

作用：孩子感冒时，揉100～500次可以祛寒。孩子年龄大或病情重，可以适当延长操作时间。

3. 揉脾俞50～100次

主治：呕吐，腹泻，疳积，食欲不振，黄疸，水肿，慢

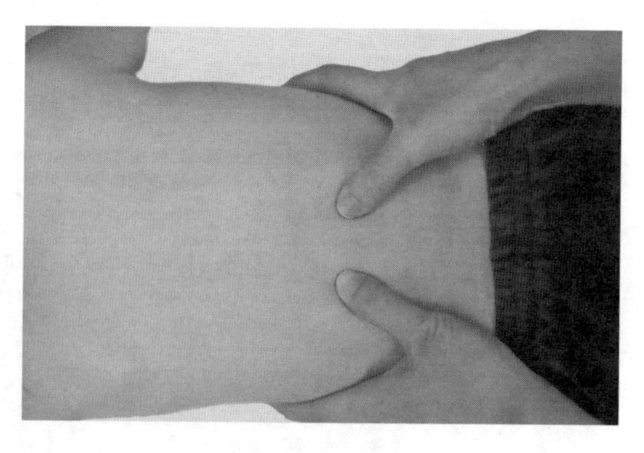

图2-118　脾俞

惊风，四肢乏力。

操作部位：在背部，第11胸椎棘突下，旁开1.5寸。

手法：术者两手四指抚孩子胁下，再以两手拇指指腹揉，揉50～100次。也可以用按法、提法。

作用：按揉脾俞可治疗孩子厌食，先用两手拇指指腹按压脾俞，一按一松，操作20次左右，再用拇指指腹按揉脾俞。

4. 揉肾俞50～100次

主治：腹泻，便秘，少腹痛。

操作部位：在腰部，第2腰椎棘突下，旁开1.5寸。

手法：术者两手四指抚孩子胁下，再以两手拇指指腹揉，揉50～100次。也可以用按法、提法。

作用：补益肾气。

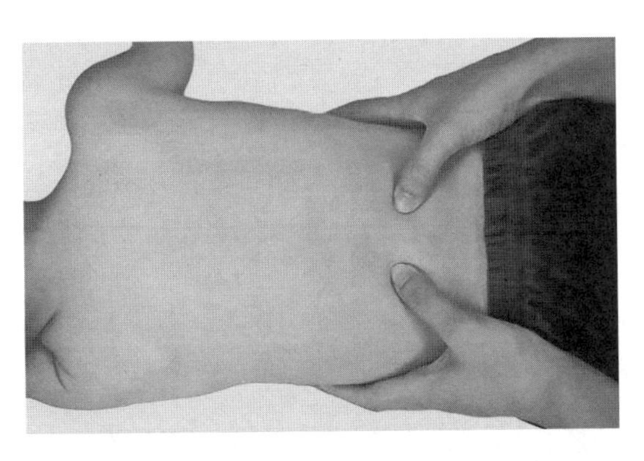

图2-119　肾俞

5. 捏脊5～10次

主治：发热惊风，夜啼，疳积，腹泻，呕吐，便秘。

操作部位：大椎至长强呈一直线。

手法：用捏法自下而上，每捏三下将背脊提一下（捏三提一）。

作用：调阴阳，理气血，和脏腑，通经络，培元气，具有强身健体的功能，用于消化不良、小儿疳积、腹泻等消化系统病症，也是小儿推拿常用的保健手法之一。

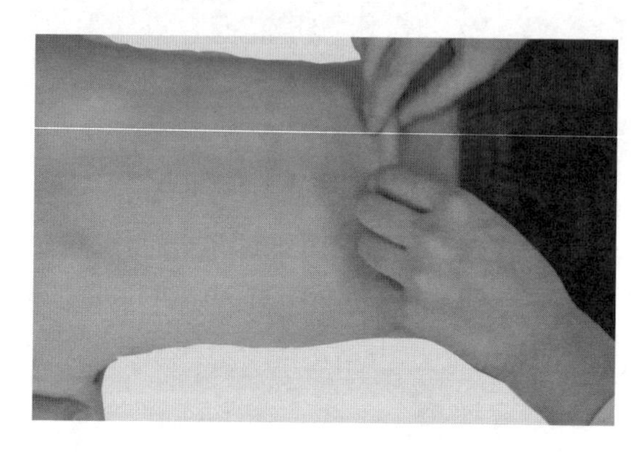

图2-120 捏脊

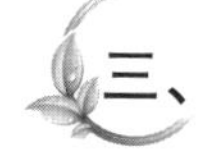

三、大寒节气膳食调理

1. 虾皮萝卜

材料：白萝卜50克，虾皮10克，葱、姜、香菜、蒜、盐、鸡精、胡椒粉、食用油、香油少量。

制作：萝卜擦成细丝焯水1分钟。葱、姜、蒜切末，香菜洗净切段。把葱姜末和虾皮炒香后放入萝卜丝翻炒1分钟。倒入热水中火煮3分钟左右，加入调味料。

作用：萝卜益气补气，增强食欲，加快胃肠蠕动和止咳化痰的作用，另外虾皮可补钙提鲜。

2. 苹果蜜枣瘦肉汤

材料：苹果1个，瘦肉50克，蜜枣4枚。

做法：苹果去皮、核，切块与瘦肉、蜜枣同时放入锅中。加适量清水，煲1小时便可食用。

作用：润肺、益胃生津、润筋脉。适用于天气干燥、干咳无痰、皮肤干燥。

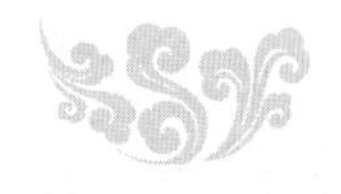

第三章

四季养护手法

第一节　春季养护

要点：顺应肝的节气，清肝经，促生长。

推拿组穴：清肝经，补脾经，揉增高穴，摩揉百会，揉足三里。

1. 清肝经100～500次

主治：惊风，抽搐，烦躁不安，五心烦热等症。

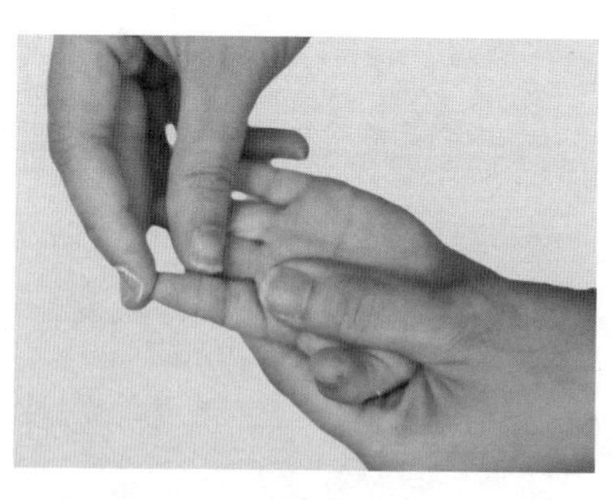

图3-1　清肝经

操作部位：食指掌面末节。

手法：术者拇指自孩子食指掌面末节横纹起推至指尖，称清肝经。反之为补。

作用：肝经宜清不宜补。如果肝虚必须补，也应该补肝经后再清肝经，或者用补肾经代替，称为滋肾养肝法。

2. 补脾经100～500次

主治：食欲不振，肌肉消瘦，消化不良等症。

操作部位：拇指桡侧自指尖至指根处。

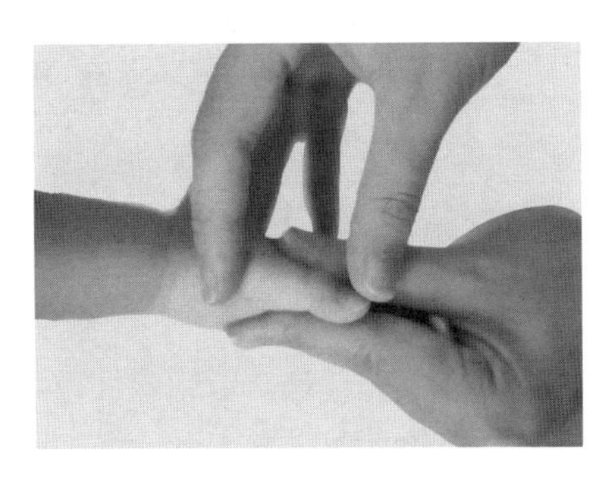

图3-2　补脾经

手法：使孩子微屈拇指，术者自指尖推至指跟称补脾经。反之为清。

作用：中医将孩子厌食归结为脾胃问题，先补脾经，再配合清胃经、清大肠各100～500次，顺时针摩腹300～500次，捏脊3～6次，可调理孩子脾胃，增进孩子食欲。

3. 揉增高穴300～500次

主治：身高增长迟缓。

操作部位：手掌面第4、5掌骨指间，握拳，小指尖对应点下5分和8分处。

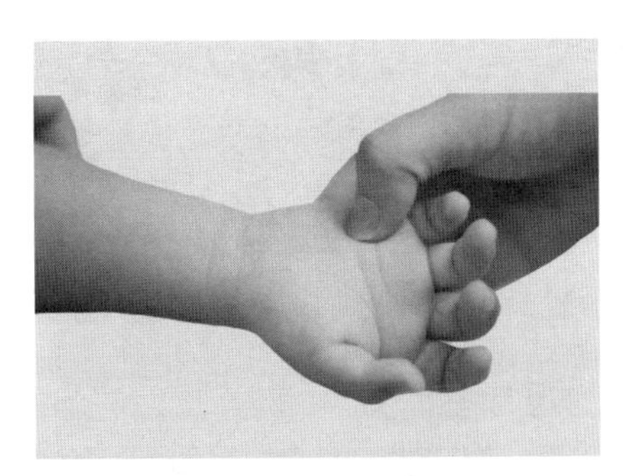

图3-3　增高穴

手法：用拇指或中指指腹轻揉之。

作用：此穴根据董氏奇穴经验而定，是肾的敏感区，多揉久揉并配合补脾经、补肾经，有增高益智功效。

4. 摩揉百会100～200次

主治：头痛，惊风，目眩，脱肛，遗尿，慢性腹泻等症。

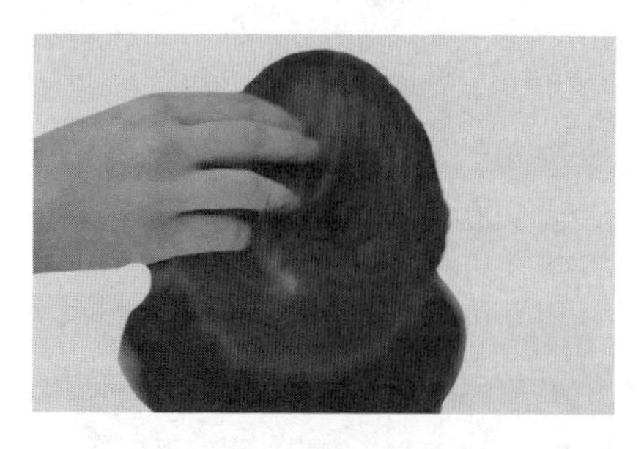
图3-4 百会

操作部位：两耳尖直上，头顶中央旋毛中。

手法：术者右手拇指指腹或食、中、无名指三指摩揉之，揉100～200次。

作用：孩子有恶心、呕吐及痢疾、反复便意时，注意不能操作此法，否则会加重病情。遇腹痛不止甚至大便出血时，可用艾灸百会治疗。

5. 揉足三里100～300次

主治：腹胀，腹痛，呕吐，泄泻，下肢痿软。

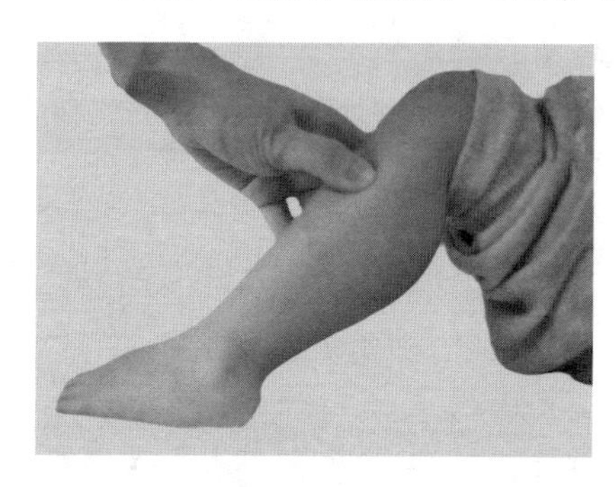
图3-5 足三里

操作部位：外侧膝眼（膝盖外侧凹陷）下3寸，胫骨外侧约1横指处。

手法：术者拇指指甲掐10次。也可用揉法。

作用：掐足三里多用于治疗消化道疾病，配合推天柱骨100次一起使用，可治疗孩子呕吐。

第二节　夏季养护

要点：顺应养心，健脾利湿，防暑。

推拿组穴：补脾经，清小肠，清天河水，足三里，揉丰隆。

1. 补脾经100～500次

主治：食欲不振，肌肉消瘦，消化不良等症。

操作部位：拇指桡侧自指尖至指根处。

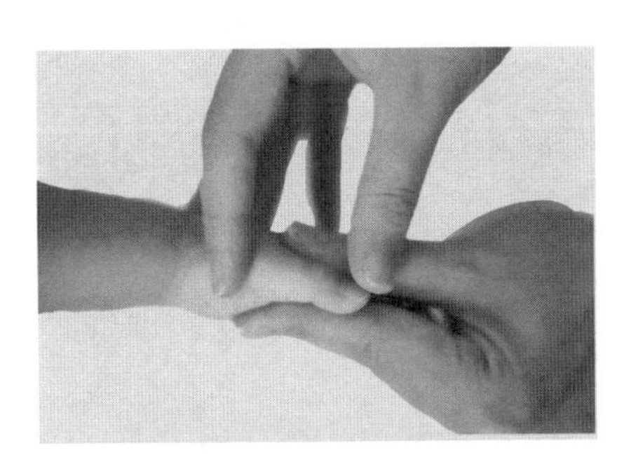

图3-6　补脾经

手法：使孩子微屈拇指，术者自指尖推至指跟称补脾经。反之为清。

作用：中医将孩子厌食归结为脾胃问题，先补脾经，再配合清胃经、清大肠各100～500次，顺时针摩腹300～500次，捏脊3～6次，可调理孩子脾胃，增进孩子食欲。

2. 清小肠100～500次

主治：小便赤色，水泻，午后潮热，口舌糜烂。

部位：小指尺侧边缘，自指尖至指根。

手法：术者右手拇指自孩子小指指根向指尖直推为清，称为清小肠；反之为补，称补小肠。推100～500次。

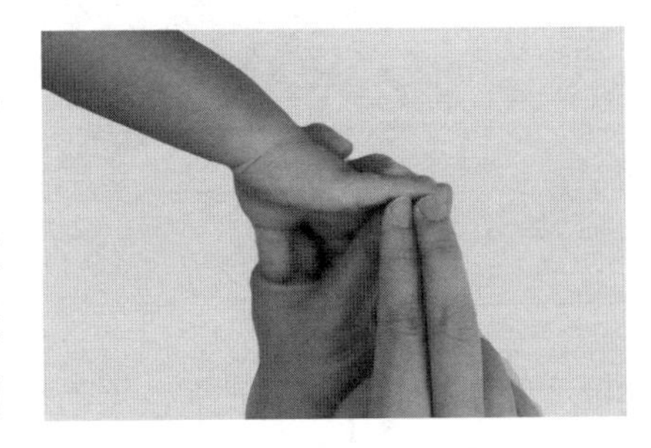

图3-7　推小肠

作用：多为清法，主要用于小便短赤不利或尿闭、泄泻等，有清热利尿、泌别清浊的作用。

3. 清天河水100次

主治：一切热证，内热，潮热，外感发热，烦躁不安，口渴，弄舌，惊风，痰喘，咳嗽。

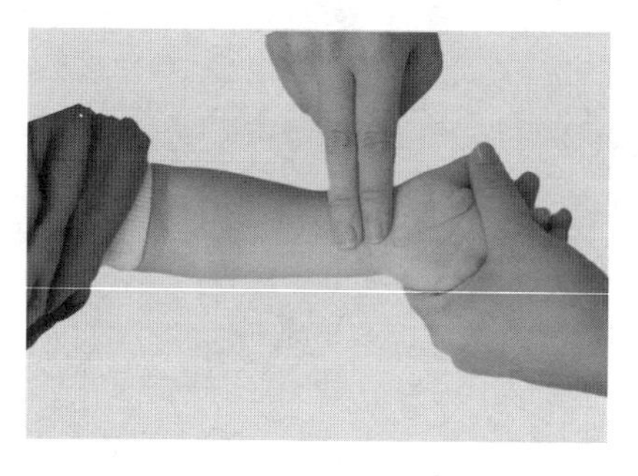

图3-8 天河水

操作部位：在前臂内侧正中，自腕横纹至肘横纹呈一直线。

手法：术者食、中二指指腹沿孩子前臂正中线，从腕横纹起推至肘横纹，推100～500次。

作用：对于外感风寒的发热，用清天河水推100～500次后，孩子开始出汗，热开始退。

4. 揉足三里100～300次

主治：腹胀，腹痛，呕吐，泄泻，下肢痿软。

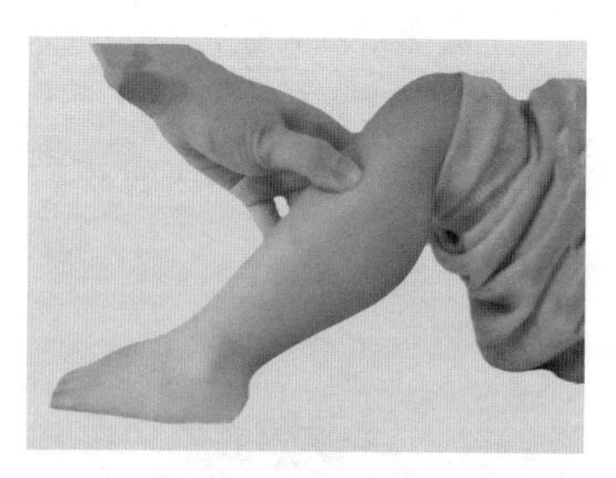

图3-9 足三里

操作部位：外侧膝眼（膝盖外侧凹陷）下3寸，胫骨外侧约1横指处。

手法：术者拇指指甲掐10次。也可用揉法。

作用：掐足三里多用于治疗消化道疾病，配合推天柱骨100次一起使用，可治疗孩子呕吐。

5. 揉丰隆100～300次

主治：痰鸣气喘。

操作部位：外踝尖上8寸，胫骨前缘外侧1.5寸，胫腓骨之间。

手法：术者拇指或中指指腹揉之，揉20～40次。

作用：脾为生痰之源，在治疗咳嗽时，要兼顾孩子脾胃、清肺经、补脾经等。

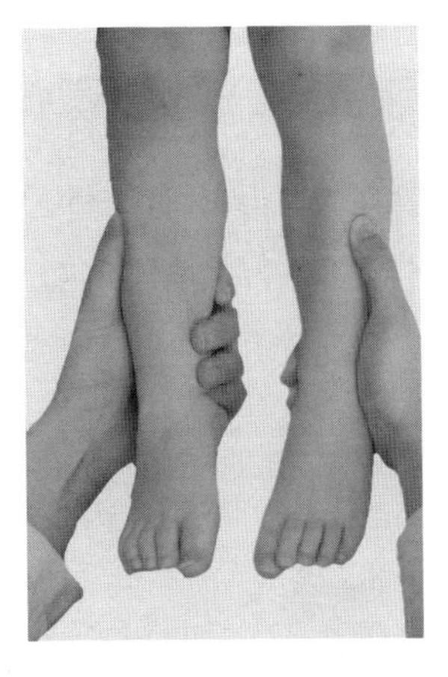

图3–10　丰隆

第三节　秋季养护

要点：滋阴润肺，敛肺止咳。

推拿组穴：补肺经，补脾经，揉天突，推揉膻中，揉厥阴俞。

1. 补肺经100次

主治：肺气虚弱，自汗等。

操作部位：无名指掌面末节。

手法：术者右手拇指自孩子无名指指尖起推至掌面末节横纹为补，名补肺经，推100～500次。反之为清。

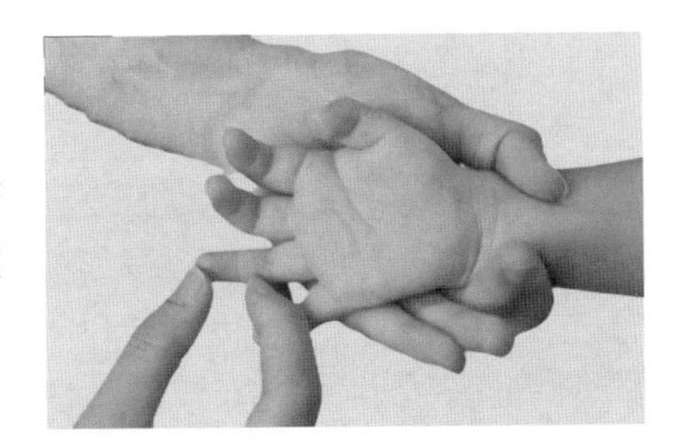

图3–11　补肺经

作用：孩子如有鼻炎、感冒、流涕等症状，都与肺部火气有关，在治疗时相应地配合头面部四大手法各50～100次，清肺经100～500次，再根据病因酌情加减处方。

2. 补脾经100次

主治：食欲不振，肌肉消瘦，消化不良等症。

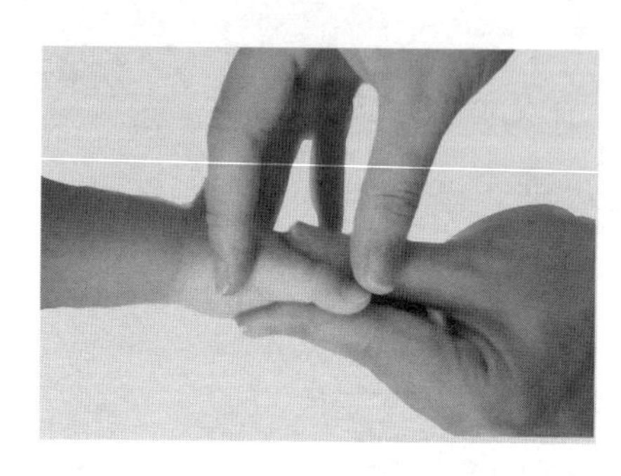

图3-12　补脾经

操作部位：拇指桡侧自指尖至指根处。

手法：使孩子微屈拇指，术者自指尖推至指跟称补脾经。反之为清。

作用：中医将孩子厌食归结为脾胃问题，先补脾经，再配合清胃经、清大肠各100～500次，顺时针摩腹300～500次，捏脊3～6次，可调理孩子脾胃，增进孩子食欲。

3. 揉天突30～50次

主治：痰壅气急，咳喘胸闷，咳痰不爽，恶心呕吐，咽痛。

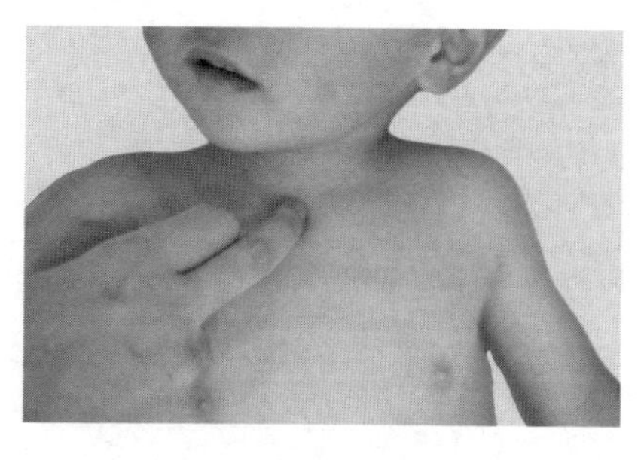

图3-13　天突

操作部位：胸骨切迹上缘凹陷正中，属任脉。

手法：术者中指指腹揉之，或先按继而揉之，揉30～50次，又称按揉天突。也可用捏挤法。

作用：治疗咳嗽时可

采用术者一边揉天突，孩子一边吐气的方法，重复数次就能起到止咳功效。

4. 推揉膻中20～30次

主治：胸闷气喘，呕吐呃逆，痰喘咳嗽。

操作部位：两乳头连线中点凹陷处。

手法：术者两手四指抚孩子两胁，两拇指同时于膻中向左右分推20～30次；再以食、中指由胸骨柄向下推至膻中，推20～30次。

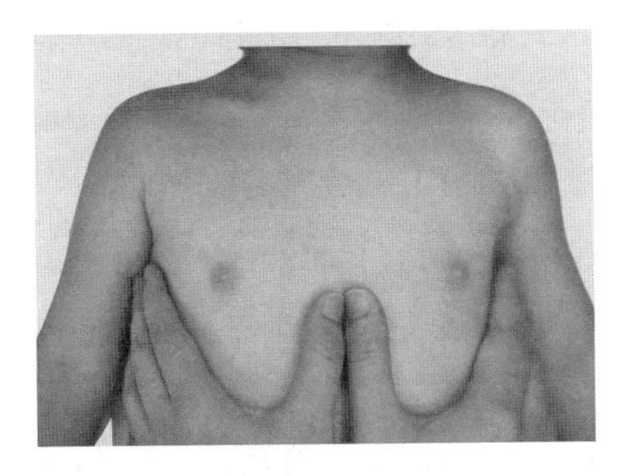

图3-14　膻中

作用：本穴为治疗呼吸系统疾病的常用穴，临床上还常在此穴拔罐，治疗小儿急性支气管炎。

5. 揉厥阴俞50～100次

主治：咳嗽呕吐。

操作部位：背部，第4胸椎棘突下旁开1.5寸。

手法：术者两手四指抚孩子胁下，再以两手拇指指腹揉，揉50～100次。

作用：具有良好的滋阴作用。

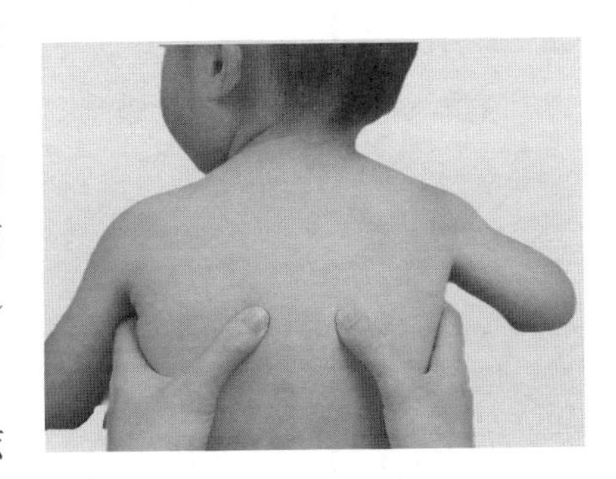

图3-15　厥阴俞

第四节　冬季养护

要点：补肾，滋阴潜阳。

推拿组穴：补肾经，推三关，揉二马，揉太溪，捏脊。

1. 补肾经100～500次

主治：久病体虚，肾虚久泻，喘息。

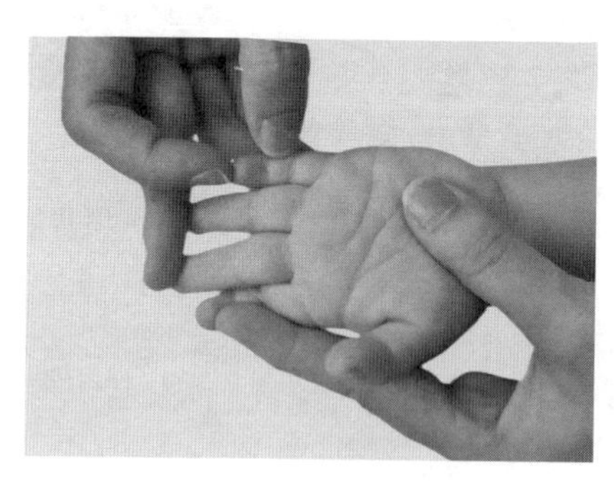

图3-16　补肾经

操作部位：小指掌面末节稍偏尺侧，自小指尖至指根。

手法：术者右手拇指自孩子指根推至指尖为补，称补肾经，推100～500次。

作用：推肾经与推脾经、推心经、推肝经、推肺经统称推五经，专治五脏病变。

2. 推三关100～500次

主治：一切虚寒证，腹痛，腹泻，畏冷，四肢无力，病后虚弱。

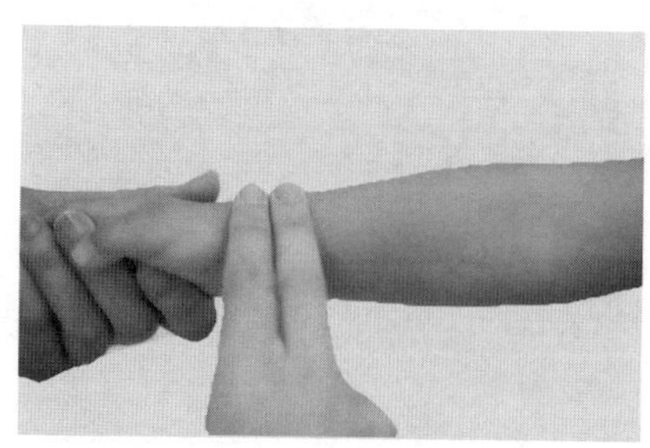

图3-17　推三关

操作部位：前臂桡侧，腕横纹至肘横纹成一直线。

手法：术者食中二指并拢，自孩子前臂桡侧腕横纹起推至肘横纹处，推

100～500次。

作用：对治疗虚寒性疾病效果非常好，特别是对一些经常生病、病后体虚的孩子，往往都可以用推三关调补。

3. 掐揉二人上马100～500次

主治：小便短赤，腹痛体虚，淋证，脱肛，遗尿消化不良，牙痛咬牙。

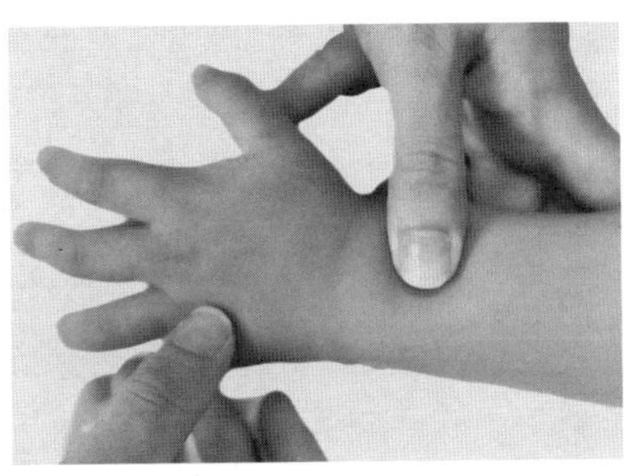

图3-18　二人上马

操作部位：在手背，无名指与小指掌骨（第4、第5掌骨）小头后凹陷中。

手法：术者拇指指甲掐之，继以揉之，掐3～5次，揉100～500次。

作用：治疗小便闭塞，疗效明显，尤其对肺部有干性啰音并久久不消的人，效果最佳。

4. 揉太溪100～300次

主治：头痛目眩，咽喉肿痛，耳聋，耳鸣，气喘，肺气肿，支气管炎，哮喘，慢性咽炎等。

操作部位：内踝与跟腱之间的凹陷中。

手法：术者用拇指指端按揉双侧太溪，称揉太溪。

作用：滋阴益肾，壮阳强腰。

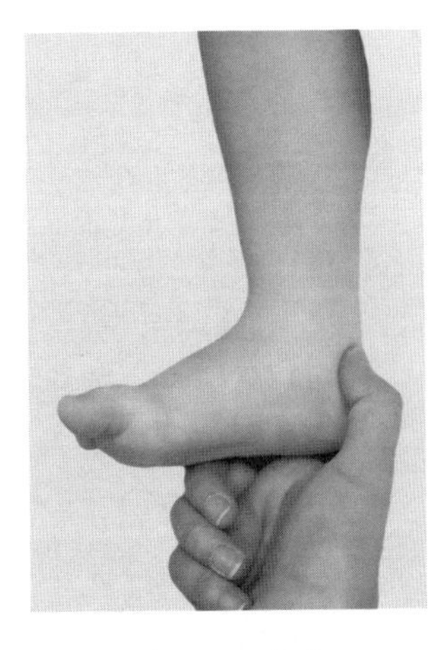

图3-19　太溪

5. 捏脊5～10次

主治：发热惊风，夜啼，疳积，腹泻，呕吐，便秘。

操作部位：大椎至长强呈一直线。

手法：用捏法自下而上，每捏三下将背脊提一下（捏三提一）。

作用：调阴阳，理气血，和脏腑，通经络，培元气，具有强身健体的功能，用于消化不良、小儿疳积、腹泻等消化系统病症，也是小儿推拿常用的保健手法之一。

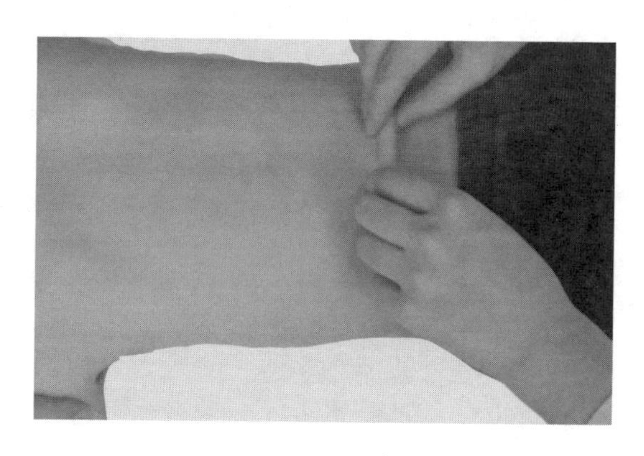

图3-20　捏脊

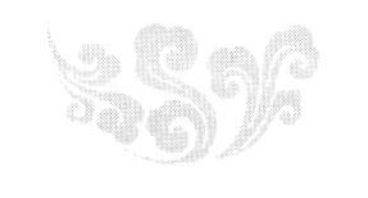

第四章

常见病保健法

第一节　安神保健法

精神调摄是中医保健中极为重要的内容，古人认为，心主神明。由于小儿神气怯弱（神经系统发育不健全），小儿病理特点为心气有余，见闻易动，易受惊吓，故病多惊悸哭叫，手足动摇，神乱不安等，所以调摄小儿精神非常重要，应用安神保健法能养心安神、滋阴养血减少孩子心神失养、神志不宁等症状。

手法：拍心俞，厥阴俞，按揉心俞，抚背，猿猴摘果。

1. 拍心俞、厥阴俞各50次

家长左手怀抱小儿，使其背向后，用右手掌心轻轻拍儿

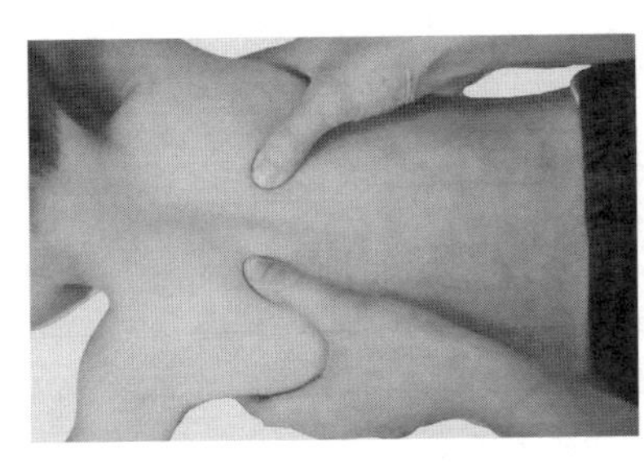

图4–1　心俞

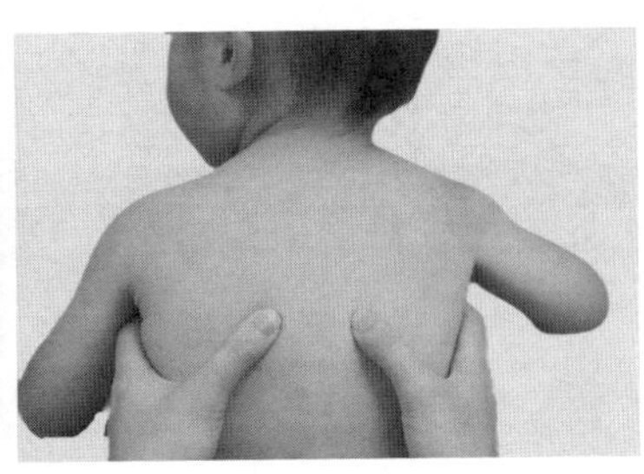

图4–2　厥阴俞

左上背部相当于肺俞、厥阴俞、心俞部位，拍时要用空举，即指掌关节微屈；动作轻柔要有节奏，拍毕用拇、食指面分别按揉双侧肺、心，厥阴俞各30～50次。

2. 按揉心俞30次

主治：心痛、惊悸、失眠、健忘、癫痫等心与神志病变。

操作部位：在第5胸椎棘突下缘，旁开1.5寸，属足太阳膀胱经。

手法：用两拇指或用食、中二指揉两侧心俞，称揉心俞。

作用：散发心室之热，安神。

3. 按揉厥阴俞50次

主治：咳嗽呕吐。

操作部位：背部，第4胸椎棘突下旁开1.5寸。

手法：术者两手四指抚孩子胁下，再以两手拇指指腹揉，揉50～100次。

作用：具有良好的滋阴作用。

4. 抚背50次

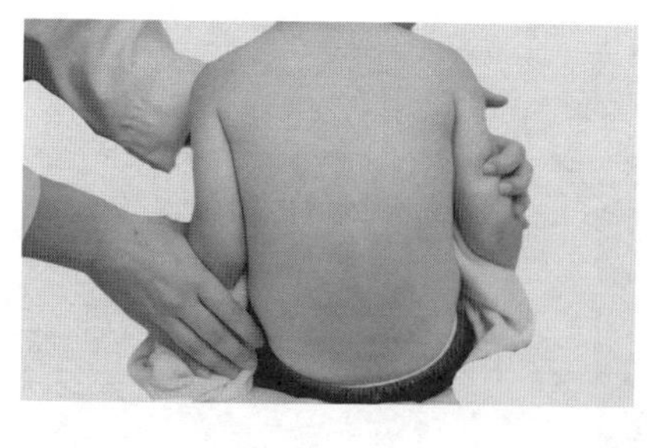

图4-3 抚背

主治：夜寐不安。

操作部位：背部。

手法：用右手食中二指贴在督脉颈椎棘突上（后正中线），自上而下推抚50～100遍。

作用：宁心安神。

5. 猿猴摘果30次

主治：食积，寒疾，夜寐不安。

操作部位：两耳尖及两耳垂。

手法：术者食、中二指侧面分别夹住孩子耳尖向上提，再以拇、食二指捏两耳垂向下扯，如猿猴摘果之状。向上提10～20次，向下扯10～20次。

作用：如遇惊吓导致孩子夜啼，首选猿猴摘果，操作10～20次。

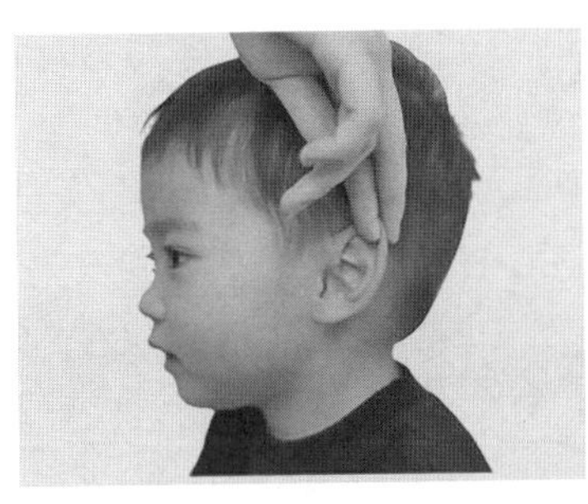

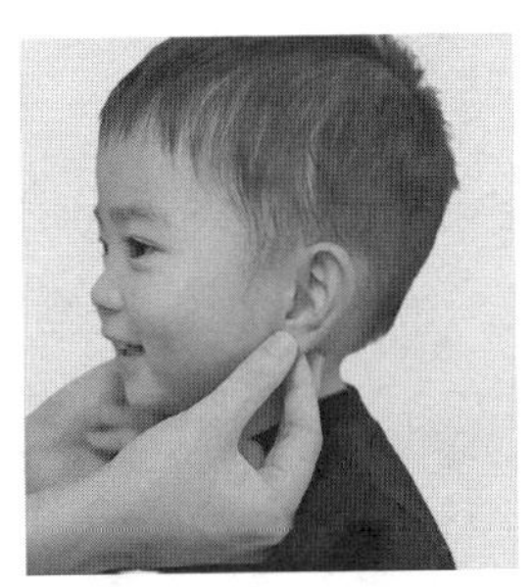

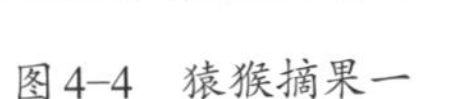

图4-4　猿猴摘果一

图4-5　猿猴摘果二

【注意事项】

（1）睡前或下午进行治疗为好，每天操作一次，6次为一个疗程，可连续两个疗程。

（2）保证小儿有足够的睡眠。

（3）养成良好的睡眠习惯，睡前切勿逗引玩笑，以免使小儿过度兴奋。

第二节　健脾和胃保健法

中医认为脾为后天之本，是气血生化之源，小儿“脾常不足”，脾胃功能本身较差，加之小儿寒暖不能自调，又易为饮食所伤，很容易使脾胃功能失调。脾的功能不足，就难以营养全身，使小儿不能正常生长和发育。应用推拿手法健脾和胃增强食欲，调理气血，并能提高人体素质、增强抵御疾病的能力。

推拿组穴：补脾经，摩腹，揉中脘，揉足三里，揉脾俞，揉胃俞，捏脊。

1. 补脾经100次

主治：食欲不振，肌肉消瘦，消化不良等症。

操作部位：拇指桡侧自指尖至指根处。

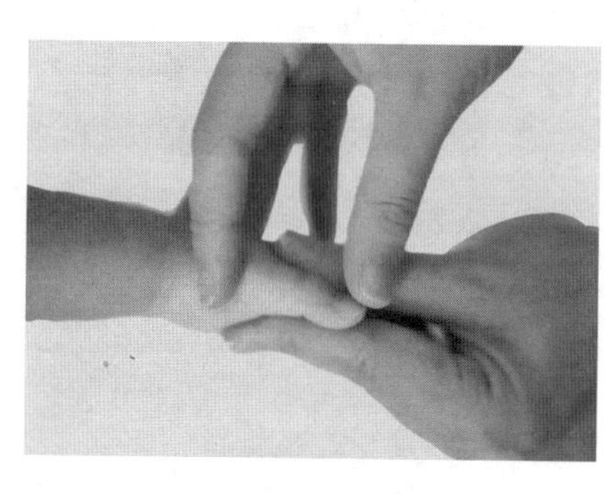

图4-6　补脾经

手法：使孩子微屈拇指，术者自指尖推至指跟称补脾经。反之为清。

作用：中医将孩子厌食归结为脾胃问题，先补脾经，再配合清胃经、清大肠各100～500次，顺时针摩腹300～500次，捏脊3～6次，可调理孩子脾胃，增进孩子食欲。

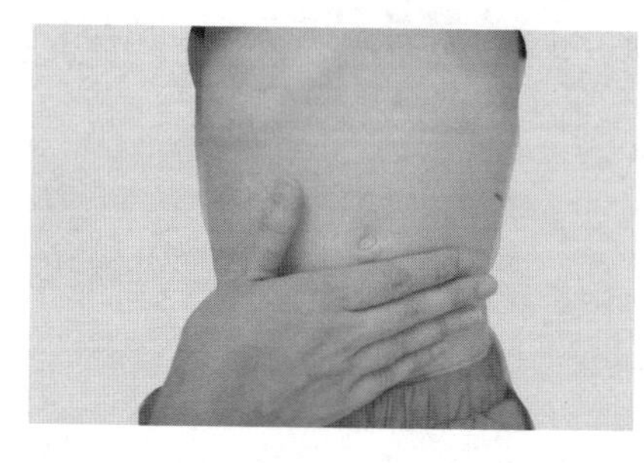

图4-7　摩腹

2. 摩腹64次

主治：腹痛，腹胀，恶心呕吐，食积便秘，厌食，伤乳食泻。

操作部位：腹部。

手法：用掌或四指摩腹部，逆时针摩为补，顺时针摩为泻，往返摩为平补平泻。

作用：对于脾虚、寒湿型的腹泻、伤乳食泻，逆时针摩能健脾止泻；对于便秘、腹胀、厌食等，顺时针摩能消食导滞通便。

3. 揉中脘64次

主治：胃脘痛，腹痛，腹胀，食积，呕吐，泄泻，食欲不振，打嗝。

操作部位：脐上4寸，胸骨下端剑突至脐连线的中点。

手法：术者右手拇指或四指按而揉之，揉100～200次。也可用摩法。

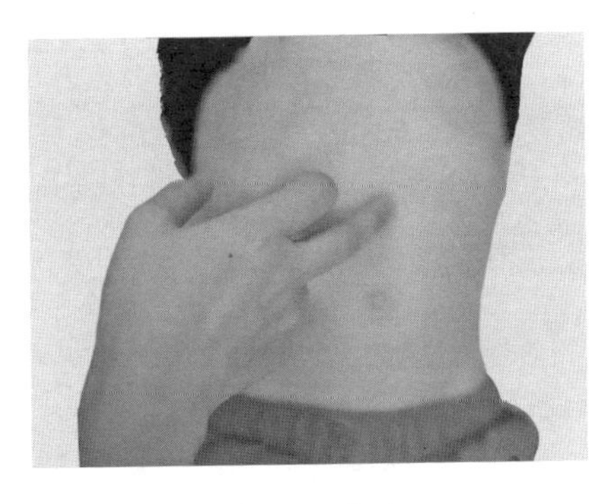

图4-8　中脘

作用：治疗胃气上逆、呕吐等可推中脘，自喉咙从上往下推至中脘，推50～100次；但是反向操作时，有使孩子呕吐的记载，所以操作中注意推拿方向不要弄错。

4. 揉足三里64次

主治：腹胀，腹痛，呕吐，泄泻，下肢痿软。

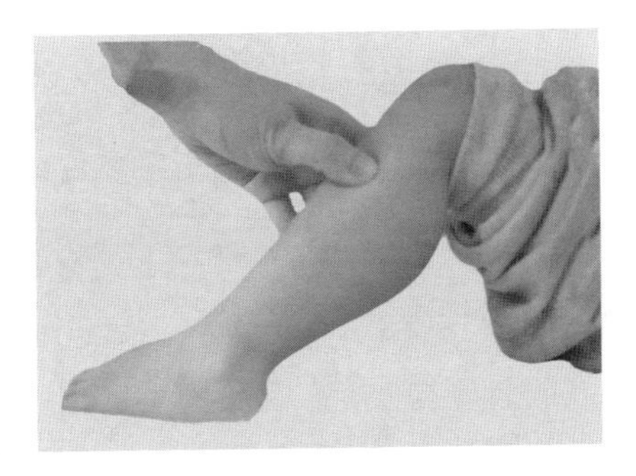

图4-9　足三里

操作部位：外侧膝眼（膝盖外侧凹陷）下3寸，

胫骨外侧约1横指处。

手法：术者拇指指甲掐10次。也可用揉法。

作用：掐足三里多用于治疗消化道疾病，配合推天柱骨100次一起使用，可治疗孩子呕吐。

5. 揉脾俞64次

主治：呕吐，腹泻，疳积，食欲不振，黄疸，水肿，慢惊风，四肢乏力。

操作部位：在背部，第11胸椎棘突下，旁开1.5寸。

手法：术者两手四指抚孩子胁下，再以两手拇指指腹揉，揉50～00次。也可以用按法、提法。

作用：按揉脾俞可治疗孩子厌食，先用两手拇指指腹按压脾俞，一按一松，操作20次左右，再用拇指指腹按揉脾俞。

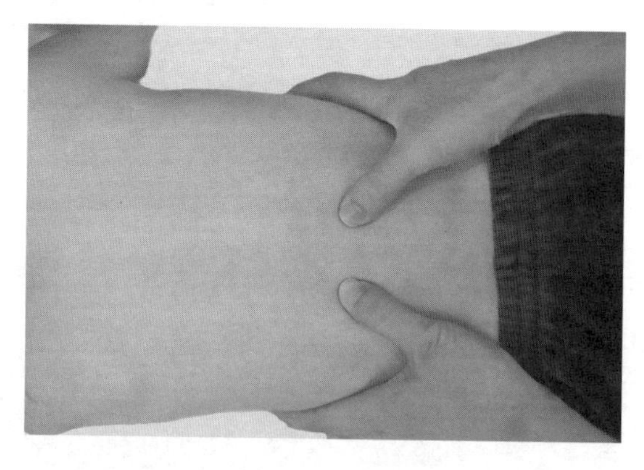

图4-10　脾俞

6. 揉胃俞64次

主治：胃脘痛，呕吐，腹胀，肠鸣等脾胃疾病，胸胁痛。

操作部位：在背部，12胸椎棘突下，旁开1.5寸。

手法：术者两手四指抚孩子胁下，再以两手拇指指腹揉，揉50～100次。也可以用重提胃俞，术者两拇指和食指指腹相对用力夹持穴位反复做提起，放下的动作，重提5～10次。

作用：按揉胃俞可有效地缓解因脾胃不和造成的呕吐腹胀等。若孩子积食较重，除了配合摩腹、摩中脘，也可选择胃俞挤痧。

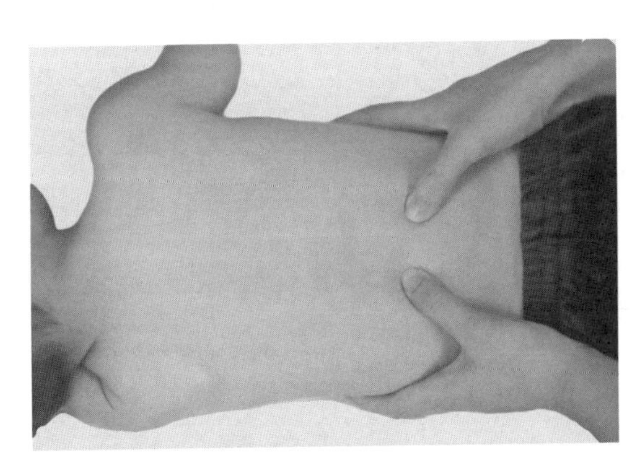

图4-11　胃俞

7. 捏脊6次

主治：发热惊风，夜啼，疳积，腹泻，呕吐，便秘。

操作部位：大椎至长强呈一直线。

手法：用捏法自下而上，每捏三下将背脊提一下（捏三提一）5～10次。

作用：调阴阳、理气血、和脏腑、通经络，还有培补元气、强壮腰脊、扶正祛邪、促进儿童生长发育的功效。

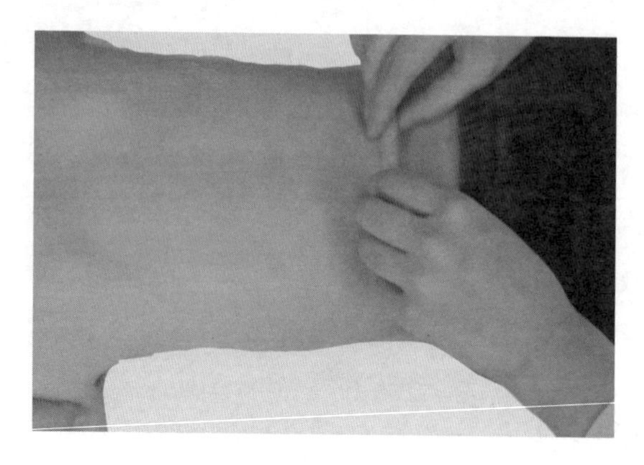

图4-12 捏脊

【注意事项】

一般在清晨或饭前进行，每法以六次为一疗程，疗程间休息三天。急性传染病期间可暂停，待病愈后再进行。

第三节 养肺防感推拿法

小儿"皮薄肉弱""肺为娇脏"，抵御外邪能力差，适应外界气候变化能力弱，既易于受邪，又不耐寒热，形成了"肺常不足"的生理特点。所以小儿疾患中，呼吸系统的急性感染占很大比例。采用养肺防感推拿法可以调达营卫、宜通肺气，增强身体的御寒能力，预防感冒的发生。

手法：开天门，推坎宫，揉太阳，揉迎香，补肺经，拿合谷，揉天突，擦胸，擦背，拿肩井。

1. 开天门64次

主治：感冒发热，头痛，精神萎靡。

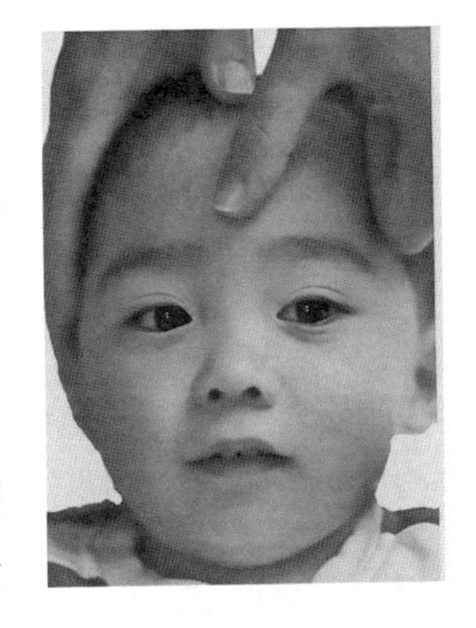
图4-13　开天门

操作部位：眉心至前发际成成一直线。

手法：术者两拇指自孩子眉心向额上交替直推至发际，30～50次，此操作法称开天门。

作用：作为起式手法，推24次，每病必用，每人必用。若治疗头面及眼鼻病变，推30～50次。对体质虚弱、出汗较多、佝偻病孩子慎用。

2. 推坎宫64次

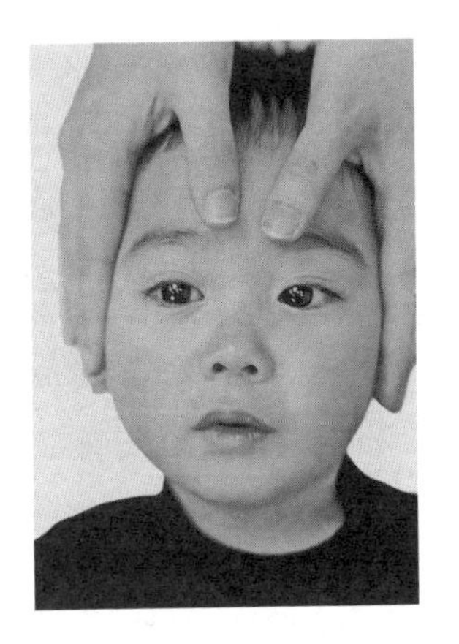
图4-14　推坎宫

主治：感冒发热，头痛，惊风，目赤痛。

操作部位：自眉心起至眉梢成一横线。

手法：术者两拇指自孩子眉心分推至眉梢，推30～50次，称推坎宫或推眉弓。

作用：治疗孩子外感发热、头痛，最好配合开天门100～150次，再推坎宫100～150次，运太阳100～150次，合用效果更好。也可以推完后用掐按坎宫来增强疗效。

3. 揉太阳64次

主治：感冒发热，有汗无汗，头痛，目赤痛。

操作部位：两眉后凹陷处。

手法：术者用两手托扶孩子头部，再以两拇指运之，运

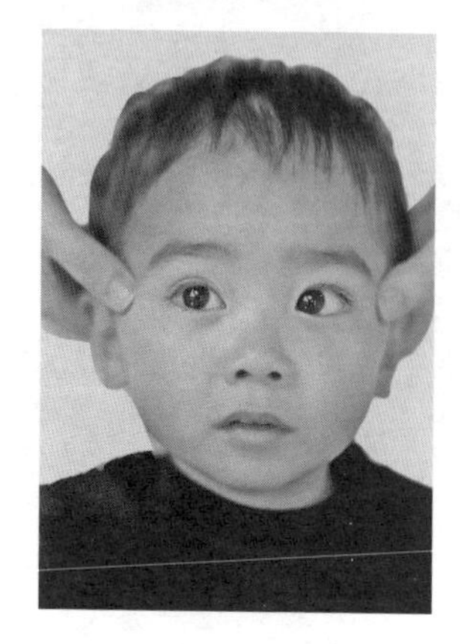

图4-15 太阳

30～50次，向眼为补，向耳为泻。也可用揉法。

作用：主要用于外感发热。若外感表实、无汗，头痛用泻法，向耳朵方向运；若外感表虚、自汗，内伤头痛用补法，向眼睛方向运。

4. 揉迎香64次

主治：鼻塞流涕，口眼歪斜，慢性鼻炎。

操作部位：鼻翼旁0.5寸鼻唇沟中。

手法：术者食、中二指按揉，称按揉迎香，按3～5次，揉20～30次。

作用：孩子鼻塞时，按揉20～30次，每天2次。两指按揉直至鼻内有通气的感觉，手法要轻柔。

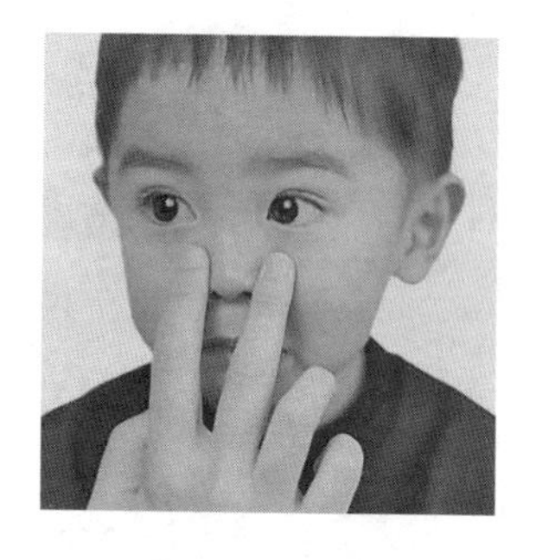

图4-16 迎香

5. 补肺经100次

主治：肺气虚弱，自汗等。

操作部位：无名指掌面末节。

手法：术者右手拇指自孩子无名指指尖起推至掌面末节横纹为补，名补

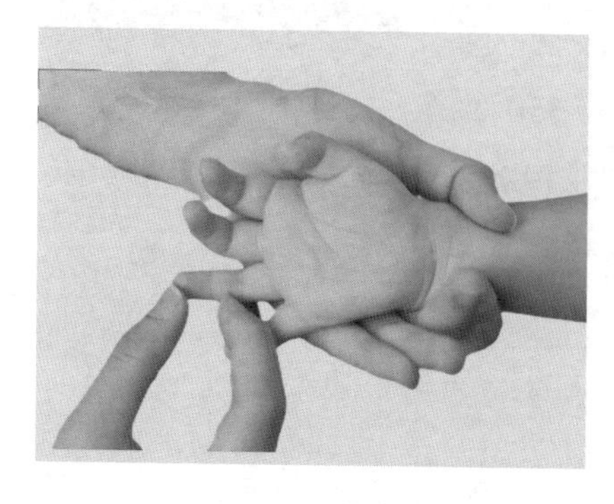

图4-17 补肺经

肺经，推100～500次。反之为清。

作用：孩子如有鼻炎、感冒、流涕等症状，都与肺部火气有关，在治疗时相应地配合头面部四大手法各50～100次，清肺经100～500次，再根据病因酌情加减处方。

6. 揉合谷16次（左、右手共32次）

主治：头痛，项强，身热无汗，部分鼻出血，喉痛，积食不化，口疮。

操作部位：在手背，第1、2掌骨间，当第2掌骨桡侧后中点处。

手法：术者拇指指甲重掐之，继以揉之。

作用：面部五官疾患，均可运用合谷进行治疗。

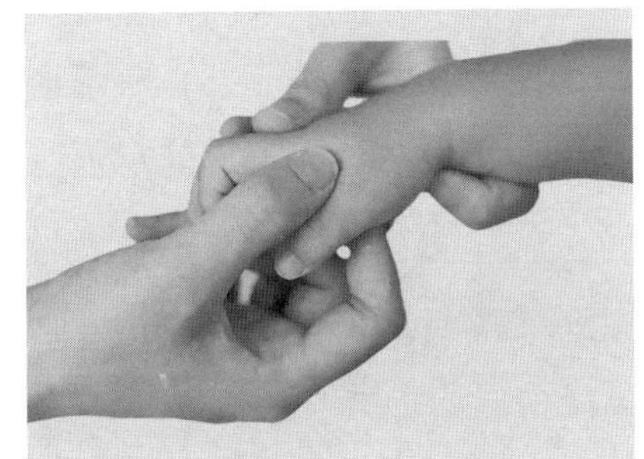

图4-18 合谷

7. 揉天突64次

主治：痰壅气急，咳喘胸闷，咳痰不爽，恶心呕吐，咽痛。

操作部位：胸骨切迹上缘凹陷正中，属任脉。

手法：术者中指指腹揉之，或先按继而揉之，揉30～50次，又称按揉天突。也可用捏挤法。

作用：治疗咳嗽时可采用术者一边揉天突，孩子一边吐气的方法，重复

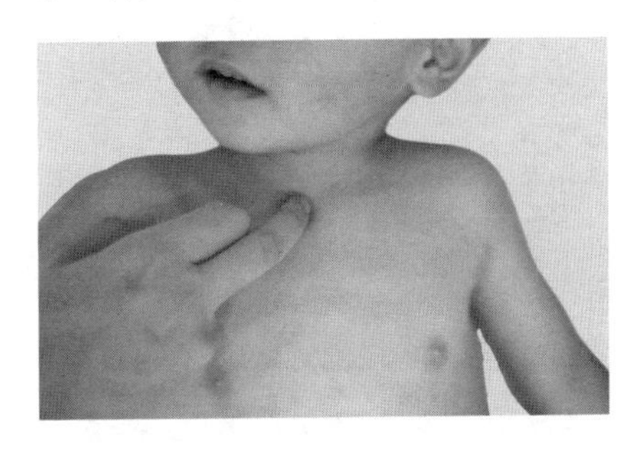

图4-19 天突

数次就能起到止咳功效。

8. 擦胸、擦背64次

主治：阳虚，督脉不通，肺肾两脏疾病。

操作部位：胸背部。

手法：双手互相摩擦稍热后，用左手掌轻轻按在两乳左上方，横向适度用力来回推擦为擦胸；沿着腰背部（脊柱两旁）适度用力上下来回为擦背。

作用：温补阳气、行气活血、调节五脏。

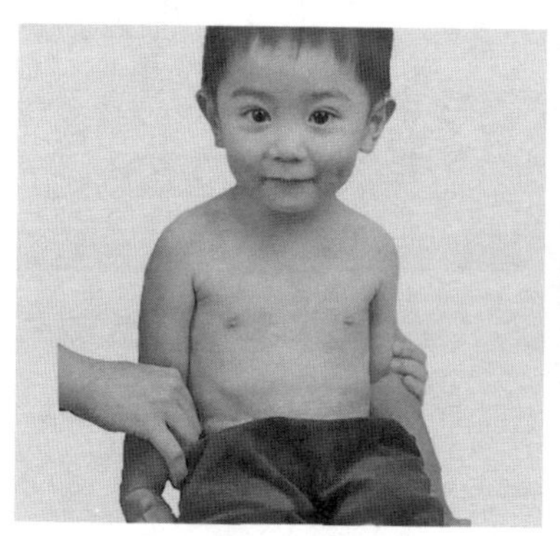

图4-20 擦胸

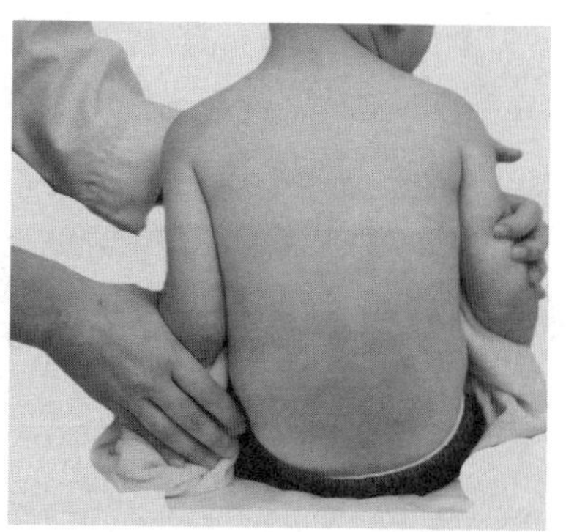

图4-21 擦背

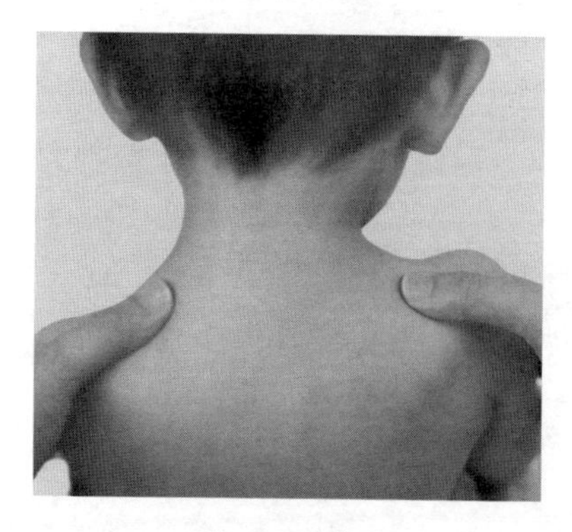

图4-22 肩井

9. 拿肩井16次

主治：感冒，惊厥，上肢抬举不利。

操作部位：在大椎与肩峰连线之中点，肩部筋肉处。属足少阳胆经。

手法：用拇指与食、中二指对称用力提拿肩筋，称拿肩井。

作用：按、拿肩井能宣通气血，发汗解表，临床常与四大手法相配合，多用于治疗外感发热无汗，肩臂疼痛，颈项强直等。

【注意事项】

（1）一般宜在清晨进行，每天操作1次，5次为一个疗程。疗程间休息3天，可继续进行第二疗程。

（2）平时衣着不要过于暖厚。

（3）注意饮食，不宜过食生冷油腻之物。

第四节　小儿眼保健推拿法

眼睛是人体的重要器官，保护视力对生活起居、工作学习、保持充沛的精力有重要作用，故须从小养成保护眼睛的好习惯。眼保健推拿法是通过推拿手法对穴位的刺激，达到疏通经络，调和气血，增强眼周围肌肉的血液循环，改善眼部神经的营养，使眼肌的疲劳得以解除。为了保护视力，预防近视，应培养良好的卫生习惯。

推拿组穴：攒竹，睛明，四白，太阳，刮眼眶，风池。

1. 揉攒竹穴64次

主治：感冒发热，头痛，精神萎靡，惊风等。

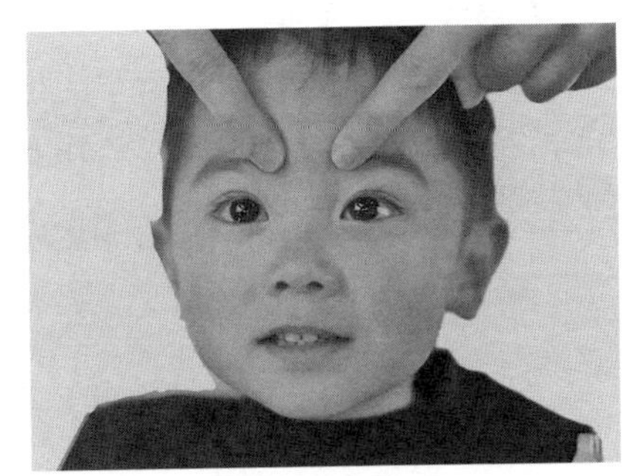

图4–23　攒竹

操作部位：在两眉头

凹陷中，皱眉时此处好像竹叶聚集，所以称为“攒竹”。

手法：用两手食指按揉两侧攒竹穴。

作用：常用于治疗急性腰扭伤、近视、泪囊炎、面肌痉挛等。

2. 揉睛明穴64次

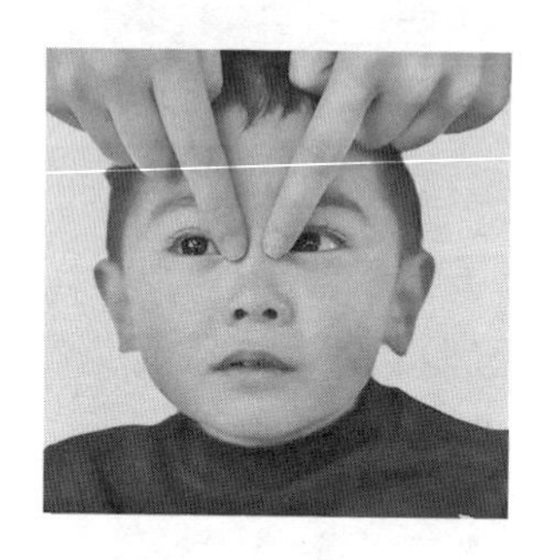

图4-24　睛明

主治：目赤肿痛、目视不明、迎风流泪、内眦痒痛、目眩、近视等病症。

操作部位：内眼角直上0.1寸凹陷中。

手法：用拇、食指二指按压睛明穴。

作用：本穴有使眼睛明亮的作用。

3. 揉四白穴64次

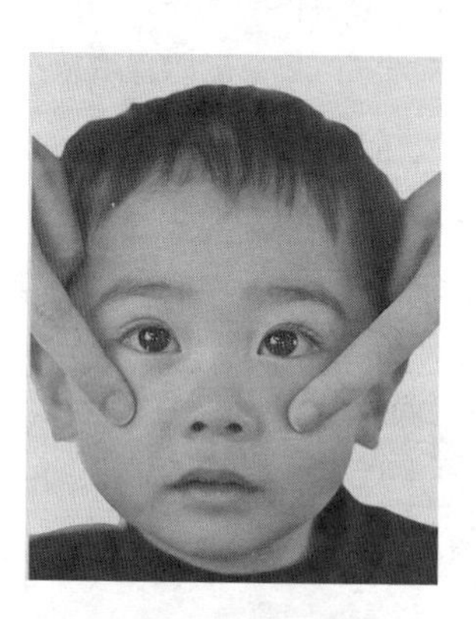

图4-25　四白

主治：主治目赤痛痒，目翳，口眼歪斜，头痛眩晕。

操作部位：眼睛正视时，瞳孔直下、眼眶下眶凹陷中。

手法：用两手食指按揉两侧四白穴。

作用：提高眼睛功能，对于近视、色盲等眼部疾病很有疗效。

4. 揉太阳穴64次

主治：感冒发热，有汗无汗，头痛，目赤痛。

操作部位：两眉后凹陷处。

手法：术者用两手托扶孩子头部，再以两拇指运之，运30～50次，向眼为补，向耳为泻。也可用揉法。

作用：主要用于外感发热。若外感表实、无汗，头痛用泻法，向耳朵方向运；若外感表虚、自汗，内伤头痛用补法，向眼睛方向运。

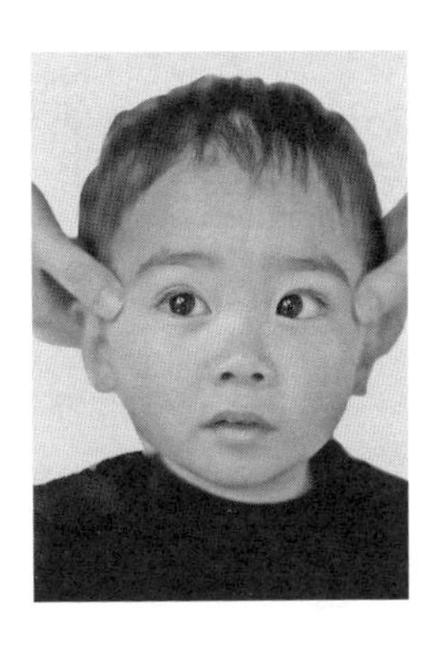

图4-26　太阳

5. 刮眼眶64次

主治：近视、视疲劳。

操作部位：眼眶周围。

手法：拳起四指，以左右大拇指腡纹面按住太阳穴，以左右食指第二节内侧面轮刮眼眶上下一圈，上侧从眉头开始，到眉梢为止，下面从内眼角起至外眼角止，先上后下，轮刮上下一圈。

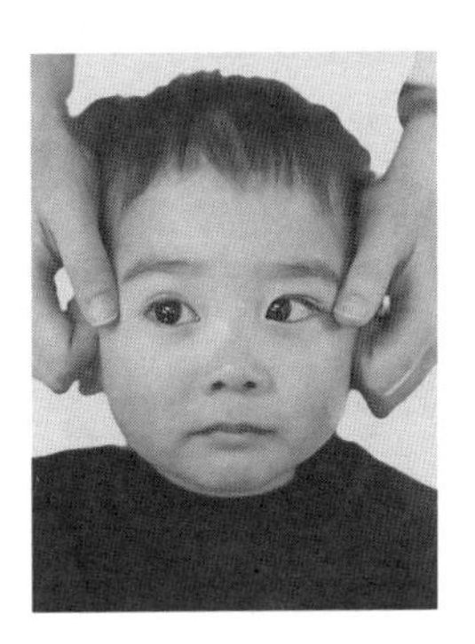

图4-27　刮眼眶

作用：清肝明目，加快眼睛周围血液循环，缓解眼睛疲劳和干涩的现象。

6. 揉风池穴64次

主治：头项强痛，目眩，热病汗不出。

操作部位：后发际两侧凹陷中。

手法：术者立于孩子身后，左手四指扶孩子前额，右手拇、食二指同时于两穴掐之，掐3～5次。也可用拿法。

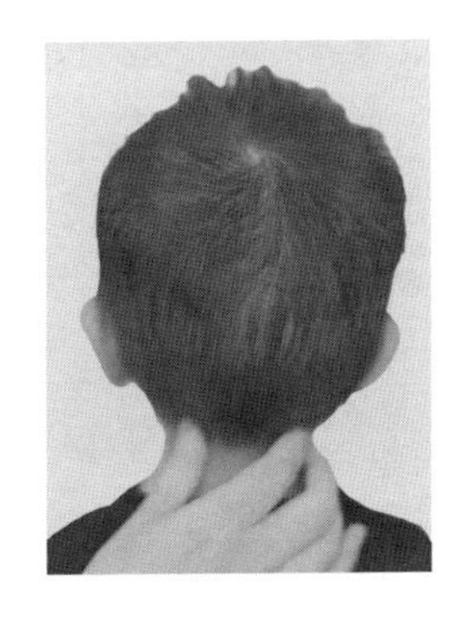

图4-28　风池

作用：掐风池可治疗外感风寒引起的头痛，头晕。

【注意事项】

（1）本法对7～15岁的孩子最适用，每天可在课间或作业后进行。

（2）要经常督促学生剪短指甲，保持双手清洁。

（3）按揉穴位要正确，手法要轻缓，以轻微酸胀为度，不要过分用力，以免擦伤皮肤。

（4）操作完毕可以遥视远处绿色植物。

（5）少吃甜食。

后 记

《素问·生气通天论》提出："天地之间，六合之内，其气九州、九窍、五脏、十二节，皆通乎天气。"自然界的运动变化与人体的五脏六腑、经络腧穴、形体官窍、气血津液等人体内的生理活动都保持着密不可分的联系。中医讲究天时、地利、人和。2021年有幸得到机会，和上海市静安区妇幼保健所王健、张蕾两位老师合作，在公众号上撰写了中医健康教育科普类文章《中医小姐姐教你"手"护健康二十四节气儿童保健》，并且在家长那里得到了不错的反馈。因此我们将其中的精华以及家长感兴趣的内容汇总，编写了此书。希望大家在日常养护中，用二十四节气指导防病健体，以达到未病先防的目的，让我们的孩子们茁壮成长。

邹嘉艳